A la mémoire de Pierre Janet

Fidèle à sa volonté de maintenir vivant l'ensemble du catalogue et de continuer à rendre accessible à tous la richesse de son contenu, Les marques du groupe L'Harmattan proposent les ouvrages, même s'ils sont épuisés dans leur premier tirage, et les impriment à la demande.
Au vu de l'ancienneté de ce titre, un exemplaire original a été numérisé pour être réimprimé, ce qui pourrait altércr légèrement la qualité de certains passages.

HYPNOSE, SUGGESTION
ET
AUTOSUGGESTION

MICHEL LARROQUE

HYPNOSE, SUGGESTION ET AUTOSUGGESTION

Editions L'Harmattan
5-7, rue de l'École-Polytechnique
75005 Paris

Psycho-Logiques

Collection dirigée par Philippe Brenot et Alain Brun

Sans exclusives ni frontières, les logiques président au fonctionnement psychique comme à la vie relationnelle.
Toutes les pratiques, toutes les écoles ont leur place dans Psycho-Logiques.

- Sylvie PORTNOY-LANZENBERG, *Le pouvoir infantile en chacun*, Sources de l'intolérance au quotidien.
- André DURANDEAU et Charlyne VASSEUR-FAUCONNET (sous la dir. de), *Sexualité, mythes et culture.*
- Claire Salvy, *Jumeaux de sexe différent.*
- Maurice Ringler, *La création du monde par le tout-petit.*
- Loïck M. Villerbu, *Psychologues et thérapeutes*, Sciences et techniques cliniques en psychologie.
- Alain Brun, *De la créativité projective à la relation humaine* (à paraître).
- Pierre Benghozi, *Cultures et systèmes humains* (à paraître).

ISBN : 2-7384-1829-5

AVANT-PROPOS

Les procédés mis en œuvre pour produire la suggestion doivent révéler l'essence même de l'hypnose. Une explication de ce phénomène doit donc, en premier lieu, interroger ces procédés de la suggestion. Puisque tous ont pour but de promouvoir la passivité du sujet, il faut approfondir la nature de l'activité mentale dont la suspension autorise l'hypnose.

L'effort crée la conscience en instaurant une distance entre le sujet et la durée vécue, forme générale de ses états mentaux. Il en résulte un clivage de l'être, une objectivation de sa vie psychologique, une spatialisation du temps. La passivité hypnotique abolit ces caractères essentiels de la conscience : le sujet hypnotisé est un être unifié, coïncidant avec son vécu, ignorant, faute de recul, sa temporalité.

Si cette hypothèse est exacte, elle doit pouvoir rendre compte des principaux effets de l'hypnose. L'interprétation, dans la perspective ainsi définie, des hallucinations positives ou négatives, des modifications fonctionnelles, des régressions, des créations de personnalités fictives, de l'amnésie post-hypnotique devrait avoir valeur de preuve.

L'hétérosuggestion n'est qu'un moyen commode pour produire le vécu hypnotique. Mais d'autres procédés tels que l'autosuggestion ou l'habitude y parviennent également. C'est dire que le rapport à autrui n'est pas essentiel dans les phénomènes de suggestion. Les explications de l'hypnose qui prétendent en déduire les effets des remous affectifs suscités par la proximité de l'hypnotiseur et de l'hypnotisé en masquent donc la vraie nature.

L'hystérie apparaît comme le terrain privilégié de la suggestion à condition de ne pas confondre l'essence de cette dernière avec l'hétérosuggestion.

Or, "l'état mental des hystériques" reproduit jusqu'à la caricature les traits caractéristiques du vécu hypnotique. Le névrosé obsessionnel, peu suggestible, accuse les traits opposés. L'examen de ces deux structures névrotiques constitue donc une confirmation de la théorie proposée.

Chapitre Premier

L'INDUCTION DE L'HYPNOSE

On assiste actuellement à un renouveau de l'hypnose après des décennies d'éclipse. Parfois cette renaissance des vieilles techniques hypnotiques semble honteuse de son ascendance et se masque sous des noms d'emprunt. Mais il n'est pas besoin de gratter beaucoup le vernis de modernité dont elles s'affublent pour retrouver sous les apparences les procédés ancestraux de la vieille hypnose. Ils inspirent l'actuelle sophrologie utilisée dans des domaines très divers allant de l'anesthésie médico-dentaire à la préparation psychologique aux compétitions sportives. Le Training Autogène est une auto-hypnose ainsi que la Méditation Transcendantale qui en représente une version orientalisée.

Pourtant, si les procédés sont depuis longtemps connus, si leurs effets et leurs limites sont dans l'ensemble bien recensés, la connaissance théorique de l'hypnose n'a guère progressé. Il faut sans doute imputer en partie cette stagnation à l'impérialisme de la psychanalyse sur les recherches psychologiques pendant une longue période. D'une part, en effet, elle a accaparé à son profit au détriment de l'hypnose la plupart des investigations sur les processus inconscients. Mais, d'autre part, c'est elle qui a inspiré bon nombre de tentatives d'interprétation des phénomènes de suggestion. Or, verrons-nous, quelle que soit leur fécondité dans d'autres domaines, les catégories freudiennes ne sont sans doute pas les mieux appropriées pour déterminer l'essence de l'hypnose. Elles peuvent tout au plus en éclairer certaines manifestations qui, parfois, souvent peut-être, l'accompagnent.

Nous nous proposons de partir des faits sans a priori doctrinal. Or, le premier que nous rencontrons est la méthode d'induction de l'hypnose. Les procédés pour la produire ont été codifiés par les premiers expérimentateurs ; ils n'ont guère été modifiés par la suite et, comme le note Chertok "les principes n'ont pas changé depuis quatre-vingts ans" (1).

C'est là un point qui ne semble pas avoir frappé la plupart des théoriciens de l'hypnose. Les explications qu'ils nous proposent du phénomène sont souvent sans lien manifeste avec la technique partout et toujours utilisée pour le produire. Nous voudrions au contraire partir de ces procédés mêmes, et nous poserons en principe que les moyens pour produire l'hypnose ne sauraient être étrangers au résultat qu'ils provoquent. En interrogeant convenablement ces moyens, l'essence de l'hypnose peut nous être révélée.

Le dénominateur commun des techniques utilisées semble être une consigne de renonciation à l'effort, une invitation à l'abandon.

Cela est d'abord manifeste dans les indications relatives à la position physique du candidat à l'hypnose. On sait que celui-ci est généralement couché, ou

---

1 L. Chertok, *L'hypnose*. Ed. Masson et Cie, 3e édition, Paris 1963, p. 140.

du moins confortablement installé dans un fauteuil. On lui prescrit de se laisser aller, de se détendre.

Cette détente doit être à la fois physique et morale. Le sujet est invité à n'opposer aucune résistance, à faire taire son sens critique, à s'abandonner, bref à dormir. Voici à titre d'exemple les propos que tenait Bernheim à ses patients :

"Regardez-moi bien et ne songez qu'à dormir. Vous allez sentir une lourdeur dans les paupières, une fatigue dans vos yeux ; vos yeux clignotent ; ils vont se mouiller ; la vue devient confuse ; les yeux se ferment."

Quelques sujets ferment les yeux et dorment immédiatement. Chez d'autres, je répète, j'accentue davantage, j'ajoute le geste ; peu importe la nature du geste. Je place deux doigts de la main droite devant les yeux de la personne et je l'invite à les fixer, ou avec les deux mains je passe plusieurs fois de haut en bas devant ses yeux , ou bien encore je l'engage à fixer mes yeux et je tâche en même temps de concentrer toute son attention sur l'idée de sommeil. Je dis :

"Vos paupières se ferment, vous ne pouvez plus les ouvrir. Vous éprouvez une lourdeur dans les bras, dans les jambes ; vous ne sentez plus rien, vos mains restent immobiles, vous ne voyez plus rien ; le sommeil vient",

et j'ajoute d'un ton impérieux : "Dormez". Souvent ce mot fait pencher la balance ; les yeux se ferment ; le malade dort.

Si le sujet ne ferme pas les yeux ou ne les garde pas fermés, je ne fais pas longtemps prolonger la fixation de ses regards sur les miens ou sur mes doigts ; car il en est qui maintiennent les yeux indéfiniment écarquillés et qui, au lieu de concevoir ainsi l'idée du sommeil, n'ont que celle de fixer avec rigidité ; l'occlusion des yeux réussit alors mieux. Au bout de deux ou trois minutes, tout au plus, je maintiens les paupières closes, ou bien j'étends les paupières lentement et doucement sur les globes oculaires, les fermant de plus en plus progressivement, imitant ce qui se produit quand le sommeil vient naturellement ; je finis par les maintenir closes, tout en continuant la suggestion :

"Vos paupières sont collées, vous ne pouvez plus les ouvrir ; le besoin de dormir devient de plus en plus profond ; vous ne pouvez plus résister".

Je baisse graduellement la voix, je répète l'injonction : "Dormez", et il est rare que plus de quatre ou cinq minutes se passent sans que le sommeil soit obtenu. C'est le sommeil par suggestion, c'est l'image du sommeil que j'insinue dans le cerveau.

Chez quelques-uns, on réussit mieux en procédant avec douceur ; chez d'autres, rebelles à la suggestion douce, il vaut mieux brusquer, parler d'un ton d'autorité pour réprimer la tendance au rire ou la velléité de résistance involontaire que cette manœuvre peut provoquer.

Souvent, chez des personnes en apparence réfractaires, j'ai réussi en maintenant longtemps l'occlusion des yeux, imposant le silence et l'immobilité, parlant continuellement et répétant les mêmes formules ;

"Vous sentez de l'engourdissement, de la torpeur ; les bras et les jambes sont immobiles ; voici de la chaleur dans les paupières ; le système nerveux se calme ; vous n'avez plus de volonté , vos yeux restent fermés, le sommeil vient, etc."

Au bout de huit à dix minutes de cette suggestion auditive prolongée, je retire mes doigts, les yeux restent clos ; je lève les bras ; ils restent en l'air ; c'est le sommeil cataleptique" (2).

Comme nous l'avons souligné, les procédés n'ont guère changé depuis Bernheim. Tous suggèrent directement ou indirectement l'expérience du sommeil.

Et c'est pourquoi les premiers expérimentateurs ont cru pouvoir affirmer que l'hypnose était un sommeil. Telle fut en particulier la thèse soutenue par Liebeault (3) pour qui le sommeil hypnotique est de même nature que le sommeil naturel. Pourtant, déjà à cette époque, on conteste cette assimilation : Bernheim, puis Janet, soutiennent que l'hypnose et le sommeil sont psychologiquement et physiologiquement très différents. Actuellement, la comparaison des tracés électroencéphalographiques semblerait leur donner raison. Cependant le problème n'est pas résolu puisque la nature du sommeil reste inconnue.

Mais au fond, le débat n'est peut-être pas essentiel. L'important est moins de savoir dans quelle mesure le sujet hypnotisé approche du sommeil, objectivement défini, que de repérer l'attitude de conscience induite chez lui par cette invitation au sommeil. Sous l'effet des suggestions de l'hypnotiseur, le patient réalise l'idée qu'il se fait du sommeil ; peu importe pour notre propos que cette idée soit ou non conforme au sommeil authentique.

---

2. Chertok, *L'hypnose, Ibid.* pp. 137-138.

3. D. Barrucand, *Histoire de l'hypnose en France*. PUF, Paris 1967, chap. III, § 5, p. 91.

De même, si on suggère à quelqu'un qu'il est un grand capitaine ou un éminent philosophe, la réalisation de la suggestion exprime ses conceptions propres de l'art militaire ou de la philosophie sans cependant lui conférer la compétence en ces domaines. Or, ainsi envisagée dans ses seules résonances subjectives, l'idée de sommeil a une signification claire et universelle : elle implique chez tous la renonciation à toute espèce d'effort, l'abandon, bref le contraire de la volonté. Et d'ailleurs cette suggestion de sommeil est toujours intégrée dans un contexte qui évoque et cherche à provoquer la passivité : détente, lourdeur des membres, indifférence à l'égard des stimuli externes, dont la fermeture des yeux est l'expression la plus manifeste, suspension de l'esprit critique et du jugement, etc. Quel que soit l'expérimentateur, l'époque où il vit, l'école à laquelle il se rattache, ces prescriptions d'abandon, par lesquelles il cherche à induire l'état hypnotique chez un patient, se retrouvent toujours.

Cette consigne de passivité est également soulignée par les théoriciens des diverses méthodes d'autohypnose (4). On sait qu'elle constitue pour la nouvelle

---

4. Nous n'établirons pas dans la suite de cette étude entre l'hypnose, l'hétérosuggestion et l'autosuggestion de véritables différences de nature. On sait, en effet, que la plupart des expériences effectuées sous hypnose peuvent être réalisées par suggestion à l'état vigile. D'autre part, nous verrons que le rapport à autrui qui caractérise l'hétérosuggestion, n'est pas, en dépit des apparences, essentiel au phénomène. Notre propos est de déterminer un dénominateur commun entre ces trois formes de suggestion habituellement distinguées par la tradition psychologique.

école de Nancy la condition absolument nécessaire d'une autosuggestion réussie. Ainsi en témoigne le texte suivant de Coué :

"Tous les matins au réveil et tous les soirs, aussitôt au lit, fermer les yeux et, sans chercher à fixer son attention sur ce que l'on dit, prononcer avec les lèvres, assez haut pour entendre ses propres paroles et en comptant sur une cordelette munie de vingt nœuds, la phrase suivante : "tous les jours, à tous points de vue, je vais de mieux en mieux". Les mots "à tous points de vue" s'adressant à tout, il est inutile de se faire des autosuggestions particulières.

Faire cette autosuggestion d'une façon aussi simple, aussi enfantine, aussi machinale que possible, par conséquent sans le moindre effort. En un mot, la formule doit être répétée sur le ton employé pour réciter les litanies (5) ..."

On remarquera que ce que Coué cherche surtout à éviter, c'est l'effort mental. C'est pour ne pas "chercher à fixer son attention" que l'autosuggestion sera prononcée à haute voix "avec les lèvres". Et l'utilisation de la cordelette à nœuds répond à la même préoccupation : éviter d'avoir à faire l'effort de compter.

C'est à tort que ces prescriptions prêtent à sourire. Elles constituent, verrons-nous, une solution empirique tout à fait valable au problème de l'auto-hypnose. D'ailleurs on retrouve l'exigence qui les suscite dans les méthodes auto-suggestives actuelles, honteuses de cette parenté et essayant de la masquer sous

---

5. E. Coué, *La maîtrise de soi-même par l'autosuggestion consciente*, Oliven, Paris 1956, p. 26.

des noms nouveaux. Tel est le cas du "Training Autogène". Retrouvant la consigne de Coué, Schultz écrit :

"Une condition préalable et indispensable pour que toutes les phases de notre méthode puissent être parcourues d'une façon satisfaisante est une représentation passive et contemplative ; le "non-vouloir", le "non-vouloir-penser", sont décisifs. Cette particularité du Training engendre des échecs, notamment chez des patients particulièrement désireux de bien faire et qui, pour ce motif, entrent en tension active (6)."

et plus loin il ajoute :

"l'erreur constituée par ce que nous appellerions une "pensée crispée" se trahit souvent par le fait que les patients, sans que le médecin le leur demande, ou même contrairement à ses indications, ajoutent d'eux-mêmes au traitement des objectifs faux. Ils estiment d'une manière erronée qu'au cours des exercices, la seule formule de concentration doit occuper sans interruption leur champ de conscience et ils s'efforcent d'éliminer activement tout autre contenu psychique. Nous qualifions cette attitude fausse très fréquente comme "une volonté de ne pas penser" ; une telle attitude a un caractère d'activité négativante de l'ordre de la résistance, et elle annule les effets de la méthode comme d'ailleurs toute autre forme d'activité." (7)

---

6. Schultz, *Le training autogène*, 4e édition PUF, Paris 1968, adaptation française sous la direction de Durand de Bousingen, chapitre IV - Perturbations et difficultés du cours habituel du training, p. 114.

7. Schultz, *Le training autogène. Ibid.*, p. 115.

On retrouve dans ce texte du fondateur du Training Autogène la dénonciation des mêmes obstacles définis par Coué bien auparavant : la tension active, et en particulier le souci générateur d'effort de réaliser une concentration parfaite sur les formules suggérées. C'est certainement à partir d'observations identiques que Coué exigeait, comme nous l'avons vu, que l'on renonce à fixer l'attention. La suggestion, affirmait-il, doit pénétrer dans l'inconscient "mécaniquement par l'oreille (8)".

Ces prescriptions seront régulièrement reprises par les psychothérapeutes actuels. "Cette concentration que l'on demande au sujet au cours du Training Autogène nous paraît avoir une caractéristique essentielle du point de vue psychologique ; c'est une concentration passive" (9), écrivent Geissmann et Durand de Bousingen. Faisant état d'une communication personnelle de Schultz, les mêmes distinguent une concentration passive et une concentration active. Dans la première, le sujet coïncide avec son vécu organique, sans chercher à faire quelque chose. Il se laisse aller "comme en regardant un beau tableau ou en écoutant une belle musique". Par contre, dans la concentration active, l'homme se dirige volontairement vers l'objet, s'oublie soi-même au profit de l'objet. Evoquant à ce propos les idées de Naruse, ces auteurs n'hésitent pas à forger la notion richement

---

8. Coué, *La maîtrise de soi-même par l'autosuggestion consciente*, p. 27.

9. Addendum à la 3e édition du *Training Autogène*, chap. III, p. 231.

évocatrice bien que conceptuellement contradictoire d'un "effort passif" (10).

Ainsi donc, la consigne de passivité est essentielle aussi bien dans l'hypnose classique, à deux, que dans les diverses techniques d'autohypnose.

On trouverait une confirmation de cette importance de l'abolition de l'effort en étudiant d'un double point de vue psychologique et physiologique le résultat de ces procédés, l'état hypnotique. Il prolonge et accomplit la consigne de passivité.

Nous n'insisterons pas sur la passivité psychologique qui est manifeste et trop connue. Il est banal de constater que l'hypnose supprime le contrôle des facultés supérieures de synthèse, jugement et critique, libérant ainsi "l'automatisme psychologique". Tous les auteurs soulignent ce fait évident. Grasset, autrefois, l'a même exprimé dans un schéma commode : le fameux polygone (11).

Plus intéressantes sont les observations relatives aux conséquences physiologiques de l'hypnose. La plus manifeste semble être la détente musculaire. On l'avait observé depuis longtemps. Dans l'échelle de Davis et Husband, la relaxation physique complète caractérise le degré 5 du premier stade de l'hypnose : l'état Hypnoïde (12). Weitzenhoffer note que :

"Généralement... l'apparence du sujet dès le début de l'hypnose est celle d'une personne endormie.

---

10. *Les méthodes de relaxation*, Pierre Geissmann, Robert Durand de Bousingen, chap. V, pp. 214-215, Ed. Dessort.

11. Grasset, *L'hypnotisme et la suggestion*, O. Doin et fils, 3e édition, Paris 1909.

12. L. Chertok, *L'hypnose*, 3e partie, p. 136.

La plupart du temps, la relaxation est si complète que le sujet s'effondre sur le sol, comme s'il s'évanouissait" (13).

Mais c'est à Schultz que revient le mérite d'avoir montré que la détente musculaire n'était pas un simple épiphénomène de l'hypnose mais en exprimait le caractère essentiel. Il constate que tout sujet en état d'hypnose éprouve une double impression de pesanteur et de chaleur. Le vécu de pesanteur traduit une détente musculaire, la chaleur correspond à une vasodilatation, ces deux phénomènes étant objectivement repérables et mesurables.

Schultz cherche à définir les conditions d'une autohypnose efficace ; il pose en principe que la décontraction est essentielle à l'état hypnotique. Il suffit donc de réaliser cette décontraction pour bénéficier, en plus du repos profond lié au sommeil hypnotique, des possibilités suggestives et autosuggestives de cet état. On sait que le Training Autogène parvient à ce résultat par une "concentration passive" sur les vécus de pesanteur et de chaleur.

L'image mentale, peu à peu, se transforme en sensation : le sujet *sent* véritablement son corps lourd et chaud, et le vécu psychologique entraîne les modifications physiologiques qui lui sont liées. La détente musculaire et vasculaire apparaissent en même temps que l'impression de lourdeur et de chaleur.

De cette originale application de la très classique auto-suggestion, nous retiendrons l'affirmation capita-

---

13. A. Weitzenhoffer, *Hypnose et suggestion*, traduit par le Dr J. Métadier, Payot, Paris 1967, Chap. VII, p. 95.

le de Schultz selon laquelle la relaxation musculaire est essentielle à l'hypnose, il écrit :

"... Le processus de décontraction qui s'opère spontanément et sous un contrôle très partiel au cours de l'hypnose classique peut et doit devenir l'objet d'exercices systématiques. Si, contrairement aux conceptions anciennes de la psychologie dualiste, la décontraction loin d'être un phénomène d'accompagnement représente l'élément essentiel, on peut s'attendre à ce que des exercices systématiques et corrects de décontraction amènent l'ensemble de la déconnection souhaitée (14)."

Or bien évidemment, une contraction musculaire est le signe de quelque effort. S'il est vrai que la relaxation musculaire exprime l'essence en quelque sorte physiologique de l'hypnose, nous sommes donc en droit de conclure que la passivité est son essence psychologique.

D'ailleurs, cette passivité est attestée par bien d'autres faits que la simple relaxation musculaire. Dans la "*Méditation transcendantale*" (15), qui semble pratiquement une version orientalisée de la vieille méthode Coué, on constate une baisse sensible de la consommation d'oxygène qui est caractéristique des états de repos et de sommeil (16). De même les ondes

---

14. Schultz, *Le Training Autogène*, Chap. I, Historique et buts de la méthode, p. 7.

15. La Méditation transcendantale consiste essentiellement dans la répétition pendant une vingtaine de minutes d'une formule ou "mantra".

16. H.-H. Bloomfield, M.-P. Cain, D.T. Jaffe, R.-B. Kory : *La Méditation transcendantale*, traduit par C. Dupont. Tchou, Paris 1976, Chap. IV, p. 59.

alpha, signes de détente, augmentent en intensité et en fréquence (17). Bref, l'observation physiologique traduit une passivité essentielle aux états hypnotiques ou auto-hypnotiques.

Objectera-t-on qu'il existe pour produire l'hypnose d'autres procédés dont le rapport avec la passivité n'est pas de prime abord évident ? On sait que de nombreux hypnotiseurs utilisent des techniques de fixation de l'attention. Le sujet est invité à se concentrer sur une perception visuelle, un point brillant par exemple, ou auditive. Baudoin distingue ainsi une immobilisation de l'attention par fixation (l'attention étant occupée par une seule sensation) ou par un balancement (tictac d'une pendule, répétition rythmée d'une formule, etc.). Selon lui, le premier cas se réduit au second puisque l'attention, toujours intermittente, suppose un perpétuel retour vers l'objet. Le "balancement" serait donc le procédé hypnotique par excellence (18).

Remarquons d'abord que ces procédés, bien que fréquents, ne sont pas universels. Certains hypnotiseurs n'y font pas appel. D'autre part, ils sont toujours associés à l'idée de détente et de sommeil. Et sans doute est-ce une de leurs finalités que de susciter ces états par une sorte de réaction due à la fatigue provoquée par cette immobilisation de l'attention. On ne

---

17. *Ibid.*, p. 63. Voir aussi *Réagir par la détente*, par H. Benson et Miriam Z. Klipper. Ed. Tchou, Paris 1976, chap. IV, p. 76 et tableau pp. 82 et 83.

18. Baudoin, *Suggestion et autosuggestion*, Delachaux et Niestlé, 6e édition, Neuchâtel, Paris 1951, Livre II, 2e part., Chap. III, p. 124.

fait appel à l'effort que pour mieux réussir son abolition. Telle est d'ailleurs l'interprétation avancée par de nombreux praticiens. C'est ainsi que Baudoin comprend la technique hypnotique de Braid (19). Bernheim montre lui aussi que ces procédés sont associés à l'idée de sommeil, l'évoquent ou le produisent indirectement.

"Chaque auteur, écrit-il, varie ses manipulations. Toutes réussissent, ou aucune ne réussit, suivant que le sujet a, ou n'a pas, l'idée qu'il va dormir. Ce ne sont pas les manœuvres, c'est sa foi qui l'endort (20)."

Telle fut aussi la conviction de Liebault qui avait fini par supprimer passes et fascination et endormait par simple suggestion. Pour Janet, de même, la fixation a pour rôle de provoquer la fatigue qui empêche les fonctions supérieures de jouer leur rôle de contrôle et de synthèse. Ainsi "l'automatisme psychologique" est plus aisément libéré. Une interprétation semblable vaudrait pour les procédés de "balancement" et, à ce propos, Janet cite avec faveur une remarque d'Espinas :

"Si les sensations faibles et uniformes produisent le sommeil, c'est qu'elles ont pour effet l'épuisement des centres sensitifs correspondants (21)".

Une expérience rapportée par Landes (22) pour vérifier "l'effet Braid" semble confirmer l'impuissance

---

19. Baudoin, *Ibid*, p. 96.

20. Bernheim, *De la suggestion*, Albin Michel, Paris 1916, Retz CEPL Paris 1975, Chap. VII, § 1, p. 74.

21. P. Janet, *Médications psychologiques*, Alcan, Paris 1919, 3 vol. Livre II, Chap. 4, § 4, p. 179.

22. Landes J. (1959), *A study of the Braid effect*, (hypnosis by visual fixation), The Journal of Psychology, pp. 47, 67, 80.

de la fixation visuelle à produire seule l'hypnose. L'étude porte sur 148 sujets répartis en 6 groupes. Dans 5 groupes l'expérience est présentée comme une épreuve d'attention ; dans le 6e groupe (28 sujets) elle est annoncée comme devant produire l'hypnose. Or, les effets du "sommeil nerveux" de Braid n'apparaissent que très rarement en réponse à la seule stimulation visuelle, même si les sujets sont avertis des effets escomptés. Ainsi, on ne constate jamais la fermeture involontaire des yeux, fort rarement la catalepsie spontanée ; la suggestibilité reste faible. Par contre, dans le groupe 6 où la fixation est présentée comme un moyen de produire l'hypnose, les niveaux de suggestibilité sont très supérieurs à ceux des 5 premiers groupes et comparables aux effets de l'hypnose classique.

Sans doute, dans les 5 premiers groupes, les sujets qui croient passer un test d'attention font un effort de volonté et triomphent de la tendance à l'endormissement. Ceux du groupe 6 acceptent au contraire des effets de la fixation en accord avec la consigne reçue. Ce n'est dont pas directement que la fixation produit l'hypnose mais indirectement en invitant par les sensations produites à la détente du vouloir. Cette abolition de l'effort reste la fin de tous les procédés et c'est pourquoi aucun d'entre eux ne réussit contre une volonté tendue.

Ainsi les procédés de fixation ne seraient que des moyens détournés de favoriser la passivité. Prenons donc acte de l'unanimité des praticiens : la passivité conditionne l'obtention de l'hypnose : elle est inhérente à l'hypnose réalisée, et les divers procédés ne sont que des moyens de la produire.

Cette constatation a une importance capitale. La passivité n'est pas seulement un accompagnement de l'hypnose mais en exprime la nature fondamentale. Une certaine activité crée une structure mentale qui est un obstacle à l'émergence des phénomènes de suggestion. Son abolition efface cette structure mentale et autorise l'hypnose. Il faut donc s'interroger sur la nature de cette activité et des effets qu'elle génère. Nous sommes ainsi conduits à analyser la conscience, à mettre en évidence l'effort qui en est la source, à recenser les conséquences de cet effort. Nous obtiendrons ainsi en quelque sorte le négatif à l'état hypnotique dont nous pourrons alors, par opposition, préciser les traits essentiels.

Chapitre II

L'EFFORT

Nous parlerons indifféremment d'activité ou d'effort. L'activité se déploie en effet le plus souvent contre une résistance. Lorsque celle-ci s'intensifie, l'activité est vécue sur le mode de l'effort. Sans doute, dans l'activité triomphante et joyeuse, on aperçoit mal la résistance car elle cède trop vite. A l'inverse, l'activité peut ne pas apparaître lorsqu'au contraire elle est impuissante contre une résistance trop forte : celui qui se tend pour soulever un poids trop lourd pour lui pourra paraître inerte à un spectateur étranger. Pourtant, dans les deux cas, je fais l'expérience d'un acte dont je suis la cause, qu'il m'appartient de prolonger ou d'abolir, bref de ma liberté.

Or cet acte crée la conscience. On peut déjà le pressentir en réfléchissant sur quelques expériences banales.

Il n'est pas besoin d'une analyse réflexive bien profonde pour éprouver qu'il n'est pas possible d'entendre distinctement sans écouter, de voir clairement sans regarder. La science confirmera et précisera par la suite ce constat banal en révélant les mécanismes de la vision fovéale et de l'audition. En réalité, un œil immobile est presque un œil aveugle. La clarté de la vision est conditionnée par la mobilité de l'organe, capable de balayer l'objet de manière à précipiter successivement ses divers aspects sur la partie la plus sensible de la rétine, la fovéa ou tache jaune (1). Et de même, le son n'est distinctement perçu que lorsqu'on est capable, tout en l'écoutant, d'en reproduire intérieurement par une activité toute centrifuge les articulations maîtresses. Comment expliquer autrement que nous ne parvenions pas à distinguer nettement la prononciation des mots d'une langue étrangère que nous ignorons ? Ainsi la clarté d'une simple perception exprime la très précise corrélation des mouvements que je produis contre quelque résistance, et des variations d'impressions éprouvées en fonction de ces mouvements.

Maine de Biran a bien mis en évidence le lien entre la conscience et l'effort. Un sujet disposant d'organes des sens intacts, mais totalement passif, aurait des sensations. Mais identifié aux modifications qui l'affectent, il ne les connaîtrait pas. C'est la "simplicité native" où l'être "sent sans se savoir sentant comme il vit sans se savoir vivant". Elle caractérise l'existence animale. Pour prendre conscience des sensations, l'être doit exercer une activité sur cette matière sensible : l'effort engendre la conscience. Ainsi, je n'ai habituellement pas conscience des sensations tactiles produites par les habits que je porte. Par contre, je discrimine avec précision les degrés de dureté et de

1. Si on projette pendant un temps très court une image sur un écran de cinéma, l'œil n'a pas le temps d'effectuer ces mouvements d'exploration. Le spectateur n'a pas conscience du phénomène. Pourtant, l'image subliminale a bel et bien été enregistrée puisqu'elle peut orienter un comportement (influencer un achat s'il s'agit d'une image publicitaire).

mollesse des corps que je palpe puisque les variations de sensations sont corrélatives des mouvements que je produis. Et même naïvement j'ai tendance à réaliser l'effort conférant le statut de qualités en soi au rapport de mon activité à la résistance qu'elle rencontre : il faut réfléchir pour comprendre que la "dureté en soi" est un non-sens et que les impressions de dureté et de mollesse enveloppent des degrés d'effort.

On voit donc qu'une perception consciente procède de deux sources distinctes. D'une part, il faut que l'organe des sens fonctionne, soit impressionné, et que cette impression soit transmise au cerveau. Mais à ce trajet ascendant doit s'articuler un mouvement en quelque sorte descendant qui n'émane pas de la périphérie du corps mais de l'exercice du vouloir.

On peut donc conjecturer que, dans l'hypnose, l'être totalement passif se rapproche de la simplicité native définie par Maine de Biran. Il est affecté sans connaître les modifications qu'il subit puisqu'il ne se les oppose pas par l'effort. Il a des sensations inconscientes. Mais il ne s'agit là que d'une limite théorique : la "vie animale" comme coïncidence parfaite de l'être avec ses impressions suppose l'abolition totale de l'effort. Cette limite est probablement rarement atteinte par l'homme même dans les conditions expérimentales adéquates. Elle présente cependant l'intérêt d'indiquer dans quelle direction la vie psychique se modifie à l'occasion des états de suggestion.

Cette thèse selon laquelle toute perception consciente enveloppe un effort, et, par conséquent, un dédoublement de l'être, est confirmée par la physiologie. L'effort agit, en général, sur les muscles striés. Ils sont, comme l'écrit Jacobson, "les lieux de la volonté et de la liberté de l'homme" (2). Or les investigations électro-physiologiques indiquent que toute perception est accompagnée par une contraction de ces muscles. La conscience que nous prenons d'un son, d'une sensation visuelle, naît d'un double mouvement : un mouvement centripète de l'organe au cerveau mais également un mouvement inverse centrifuge. "Il est clairement établi, écrit Livingston, que, quoiqu'il puisse y contribuer par des impulsions d'origine sensorielle ascendantes, le système nerveux central possède un important mécanisme de contrôle sensoriel descendant, qui contribue aussi indubitablement au contenu de la perception" (3). On peut mettre en évidence cette action sensorimotrice globale par l'expérience suivante :

Si un sujet fixe un mot imprimé, en accommodant au-delà de lui, "le mot et son sens sont perdus et il voit seulement les caractères imprimés, ceci indépendamment de la simplicité du sens et de la familiarité du mot" (4). Pour retrouver le sens du mot, il faut, en quelque sorte, le prononcer intérieurement et tendre les muscles oculaires pour accommoder sur lui. Un sujet bien entraîné, qui parvient à déceler ces tensions musculaires et à les éliminer, perd en même temps la perception. Cette dernière implique donc "un schème de réponse neuro-musculaire hautement orienté" (5). Et ajoute Jacobson, "la perception est toujours un

---

2. Edmond Jacobson, *Biologie des Emotions*. Trad. Mucchielli. Ed. ESF, Paris 1974, Introduction, p. 14.

3. Cité par Jacobson. *Ibid.*, chap. II, p. 32.

4. Jacobson, *Ibid.*

5. Jacobson, *Ibid.*, chap. II, p. 35.

effort...” (6). L’anatomie apporte d’ailleurs une confirmation à ces expériences. On a découvert qu’un important organe sensoriel, le fuseau neuro-musculaire, était contrôlé par le système nerveux central (7).

Mais il faut aller plus loin. L’effort est solidaire non seulement de toute perception consciente, mais aussi de toute image et de toute pensée. On sait qu’au siècle dernier Ribot avait déjà soutenu que l’attention s’accompagnait toujours d’une adaptation motrice (8). Ces vues ont été récemment confirmées. Jacobson a montré que les muscles oculaires agissent, lors de la visualisation imaginaire, de la même façon que lorsque la personne voit l’objet (9). Plus généralement, on note toujours des contractions musculaires lors d’une activité mentale quelle qu’elle soit. Ces contractions ont fait l’objet de mesures précises par des appareils adéquats ; on a pu vérifier que les activités mentales diminuent, et vont jusqu’à disparaître avec la décontraction, notamment celle de la musculature de l’œil et de la parole (10).

Ainsi la physiologie moderne vérifie la pensée de Maine de Biran, qui non seulement affirmait que toute conscience naît de l’effort, mais qui précisait que cet effort est toujours un effort musculaire. On sait que ce second aspect de sa thèse avait été contesté en particulier par William James. A la lumière des tra-

---

6. Edmond Jacobson, *Biologie des Emotions*. chap. II, p. 35.
7. Jacobson, *Ibid.*, chap. V, p. 63.
8. Ribot, *Psychologie de l’attention*, pp. 38 et 175.
9. Jacobson, *Biologie des Emotions*, chap. II, p. 38.
10. Jacobson, *Ibid.*, Chap. VII, p. 82.

vaux récents de Jacobson, les vues de Biran apparaissent comme une anticipation géniale.

Il semble même que la physiologie moderne accorde à ces tensions musculaires, dans l'acte de penser, une importance au moins égale à celle qui était autrefois dévolue aux mécanismes cérébraux. On a longtemps considéré comme allant de soi l'antériorité de l'activité cérébrale sur les phénomènes musculaires. Ce rapport temporel est actuellement remis en cause. On demande à un sujet de fermer volontairement le poing et on enregistre simultanément le début de la contraction musculaire et les changements électriques du cortex qui accompagnent le mouvement. D'après la théorie classique, le début du changement dans le rythme cérébral devrait précéder l'activité musculaire de la crispation du poing. Mais il n'en est rien, et selon certains observateurs, ce serait au contraire le début de la contraction musculaire qui précéderait celui du changement de rythme bêta. En outre, dès l'ordre de décontraction, le changement de rythme cérébral "bêta" suivrait le phénomène musculaire (11). Jacobson qui a repris ces expériences note que "les relations temporelles ne confirment pas la théorie traditionnelle", qui veut que l'action du cerveau contrôle l'action des groupes musculaires lors d'un acte volontaire. "Au contraire, ajoute-t-il, on peut interpréter les résultats comme indiquant que les actions cérébrales et musculaires dans les activités volontaires sont entrecroisées et inséparables dans le temps" (12).

11. Jacobson, *Biologie des Emotions*, chap. VII, p. 81.

12. Jacobson, *Ibid.*, chap. VII, p. 85.

En outre, un “pattern” musculaire spécifique caractérise chaque pensée. Ces “patterns” qui affectent principalement la musculature de l’œil et de l’appareil phonatoire se reproduisent toujours semblables à l’occasion de pensées identiques. Ils peuvent donc être enregistrés et identifiés. Par contre, il n’a pas été possible de déterminer de modèle cérébral correspondant (13). Ainsi donc, comme l’affirme Jacobson, “il serait peut-être naïf de dire : “nous pensons avec nos muscles” mais nous avons tort d’affirmer que nous pensons sans eux” (14) . Or c’est par un effort de notre volonté que nous mettons ces muscles en branle. L’investigation physiologique confirme donc la thèse de Maine de Biran : l’effort crée la conscience. L’abolition de l’activité entraîne donc celle de la conscience.

C’est pourquoi le sujet hypnotisé, dans la mesure où il est passif, est moins conscient des impressions qui l’affectent. Il sent ; mais il n’objective pas ses états et faute de recul il ne les connaît pas : il ne se sait pas sentant. C’est un être unifié, tout d’une pièce, identifié aux modifications qu’il subit. L’introspection ne saurait nous révéler un semblable mode mental ; outre qu’il est sans doute rare, au moins sous ses formes extrêmes, le projet de l’observer entraîne son abolition : l’observation de notre vie psychologique suppose une distance que nous prenons à son égard, un effort pour l’objectiver. Or la simplicité native est exactement le contraire de la distanciation réflexive et

---

13. Jacobson, *Biologie des Emotions*, chap. VII, p. 96.
14. Jacobson, *Ibid.*, chap. VII, p. 89.

de l'effort d'objectivation. Pour s'en faire une idée précise, il faut donc renoncer à l'expérience directe et interroger plutôt les formes contraires de la vie mentale engendrées par l'activité à son acmé. De ce négatif nous pourrons déduire par opposition les traits essentiels du vécu hypnotique. Envisageons dans cette perspective l'effort et la conscience.

L'effort et la conscience enveloppent toujours une mise à distance. C'est évident pour l'effort. Il est par essence antinomique. Dans l'effort dit physique, la volonté se distingue du corps puisqu'elle le contraint. Il faut aller plus loin : la distance prise par l'agent à l'égard de la nature est dans l'effort dramatisé. L'athlète épuisé qui pourtant continue à courir est tout à la fois son corps douloureux et la "force hyperorganique" (15) qui le mortifie. L'effort est un conflit intérieur qui clive l'unité de l'être.

Il est plus délicat de repérer cette distanciation et ce clivage de la personne dans la simple conscience que nous prenons des objets et de nous-mêmes. Pourtant, une première réflexion sur la notion d'objet doit nous mettre en éveil : l'objet par définition c'est l'autre, le non-moi. Nous situons l'objet perceptif dans l'espace : or l'espace est un principe de distinction. Et ce schéma spatial reste sous-jacent à notre pensée, même lorsque nous traitons d'objets non matériels.

S'il est vrai que toute conscience est, comme on l'a dit, conscience d'objet, toute conscience est séparante.

D'ailleurs, il n'y a pas de solution de continuité entre ce qui s'oppose à moi et ce qui, seulement, se

15. Par ce terme, Maine de Biran désigne la volonté telle qu'elle est directement expérimentée dans l'effort.

distingue de moi. L'objet n'est que l'obstacle atténué, intellectualisé et sa neutralité est lourde d'une opposition virtuelle sourdement pressentie.

Il suffirait pour s'en convaincre de remonter aux sources de l'objectivité perceptive. Pradines (16) a soutenu que les premiers vivants étaient des êtres instantanés fonctionnant par voie réflexe : l'irritation déclenchait immédiatement une réaction, réaction de rejet ou de retrait. Puis au cours de l'histoire des espèces, le vivant s'affine et devient sensible à des seuils plus petits d'excitation qui ne déterminent plus une réaction immédiate. Il apprend à lire dans une échelle croissante d'intensités sensorielles l'approche de la douleur qui provoquera le réflexe. Bref, la sensation en se constituant nous médiatise des objets ; or l'objet n'est pas un spectacle gratuit mais le signe d'une menace (17) plus ou moins lointaine à laquelle le vivant doit faire face. On comprend par là la parenté qui unit l'objet à l'obstacle.

Et pourtant, cet autre que moi est aussi mon être propre. L'idéalisme a abondamment montré que dans la sensation je n'atteins pas la chose en soi mais le phénomène. Or le faisceau d'états de conscience qui le constitue est une partie de moi-même. Ce n'est que pour une conscience qu'il y a dureté et mollesse, couleurs, saveurs et sons. Dans la perception, je construis un objet extérieur à partir de ces états internes en les projetant dans l'espace.

---

16. *Traité de Psychologie générale* par Maurice Pradines, PUF, 1946.

17. Les sens du besoin (goût, olfaction) nous médiatisent des objets qui sont comme des parties séparées de nous-mêmes et constituent au contraire une promesse.

S'il en est ainsi, le sujet n'affronte pas l'objet comme une chose étrangère : l'opposition est interne à la conscience même. Poser que toute conscience est conscience d'objet revient donc à affirmer que toute conscience est clivée, déchirée. La guerre d'où procède sa lumière n'est pas un conflit contre l'extérieur : c'est une guerre intestine. Toute conscience est par essence une conscience malheureuse car elle témoigne d'une unité brisée.

Ce clivage de la personne apparaît plus nettement encore lorsque nous considérons la conscience que l'homme prend de lui-même. Je me sais joyeux ou triste, dynamique ou découragé. Si je suis quelque peu psychologue, je pourrai systématiser ces constats sur moi-même et chercher à définir mon caractère : je me dirai sentimental, flegmatique ou nerveux. Mais cet effort pour connaître ce que je suis enveloppe une contradiction. Si par exemple je me juge un sentimental de la caractérologie c'est qu'au fond je ne suis pas essentiellement un sentimental. Car le regard que je porte sur ma nature échappe à cette nature. Or ce regard est une partie de ma personne. De même que l'œil ne peut se voir lui-même mais contemple un au-delà des yeux, le Je se distancie des déterminations qu'il pense. Par la conscience que je prends d'un état mental, je m'en détache ; je suis ailleurs, au-delà. Je le pose comme un objet ; or l'objet, avons-nous vu, c'est l'autre, le non-moi, l'obstacle atténué. Par là même, je le nie comme m'appartenant.

Sartre a vu dans cette négation de la nature par l'esprit qui la considère l'acte constitutif de la conscience.

Toute conscience en effet est par nature séparante. De même que dans la perception, l'œil qui adhère à un tableau ne le voit pas, un être qui coïnciderait pleinement avec son vécu ne pourrait le connaître. Etre conscient, c'est d'abord être distant ; je saisis l'unité du tableau dans la mesure où je prends à son égard un recul convenable ; de même, j'ai conscience de mes états mentaux lorsque je m'en distingue pour les penser. C'est pourquoi, à l'inverse de la chose qui est ce qu'elle est "l'être de la conscience ne coïncide pas avec lui-même dans une adéquation plénière" (18). Il n'y a de présence à soi que pour un être déjà clivé, séparé de lui-même.

"... la présence à soi suppose qu'une fissure impalpable s'est glissée dans l'être. S'il est présent à soi, c'est qu'il n'est pas tout à fait soi. La présence est une dégradation immédiate de la coïncidence car elle suppose la séparation" (19).

Sartre appelle néant cette mise à distance à l'occasion de laquelle se constitue la conscience. "Etre pour le pour-soi, c'est néantiser l'en-soi qu'il est" (20). Néantiser, c'est refuser l'identité propre à la chose compacte, c'est affirmer qu'on est au-delà de nos états mentaux. Ainsi, par exemple, la conscience que je prends de ma croyance m'arrache à la naïveté de la pure foi. Savoir qu'on croit, c'est déjà ne plus adhérer à sa croyance, c'est commencer à douter. Car le néant qui se glisse dans la croyance, c'est son néant, le néant de la croyance comme croyance en soi, comme croyance aveugle et pleine, comme "foi du charbon-

18. J.-P. Sartre, *L'être et le néant*. Essai d'ontologie phénoménologique. Ed. Gallimard, Paris 1949, 2e partie, ch. I, p. 112.

19. Sartre, *ibid.*, p. 115.

20. Sartre, *ibid.*, 4e partie, chap. I, p. 494.

nier" (21). Toute conscience enveloppe donc une affirmation d'altérité. Dans la mesure où je me sais ému, joyeux, souffrant, je me distingue de mon émotion, de ma joie, de ma peine. Le Je qui constate ce que nous éprouvons se situe au-delà de l'expérience mentale éprouvée. Il est ailleurs, il est autre. Se référant au *Sophiste*, Sartre montre que l'"Autre" platonicien... qui ne peut être saisi que "comme un rêve" "qui n'a d'être que son être autre, c'est-à-dire qui ne jouit que d'un être emprunté, qui, considéré en lui-même, s'évanouit et ne reprend une existence marginale que si l'on fixe ses regards sur l'être, qui s'épuise à être autre que lui-même et autre que l'être"... (22) ne saurait être que la conscience. Car "l'altérité est en effet négation interne et seule une conscience peut se constituer comme négation interne" (23).

Sans doute cette distance que le sujet conscient prend à l'égard de lui-même est-elle susceptible de degrés selon l'âge, le caractère, le projet spirituel. Ainsi l'enfant, plus égocentrique que l'adulte, prend à l'égard de lui-même généralement moins de recul. L'extraverti a tendance à se perdre dans ses activités alors qu'il arrive à l'introverti d'oublier de vivre pour se regarder vivre (24). L'homme moral se distancie de ses pulsions et s'efforce de substituer à ses préférences

---

21. Sartre, *ibid.*, 2e partie, chap. I, p. 116.

22 et 23. Sartre, *ibid.*, conclusion, p. 682.

24. Nous verrons dans notre chap. V que deux névroses classiquement opposées, la névrose obsessionnelle et l'hystérie, peuvent s'interpréter comme une hypertrophie morbide de la spontanéité dans le cas de l'hystérie, de la distance à soi en ce qui concerne la névrose obsessionnelle.

personnelles un point de vue universel : il ne veut pour lui que ce qu'il peut sans contradiction vouloir pour tous (25). Certaines ascèses même ne se satisfont pas de cette domination de l'esprit sur la nature mais nourrissent le projet d'une séparation définitive. C'est le cas du Samkhya et du Raja Yoga (26) qui prétendent prolonger méthodiquement le recul esquissé par

---

25. Tel est le sens de la célèbre maxime de Kant : agis en sorte que tu puisses constituer la maxime de ton action en loi universelle.

26. Pour le Raja Yoga, la conscience ordinaire est le lieu de rencontre de l'esprit (Purusha) et de la nature (Prakrti).

Aimer, haïr, jouir, souffrir, bref tous nos états conscients, procèdent de deux sources. C'est la Nature qui les produit dans leur diversité, mais c'est par l'Esprit qu'ils sont pour nous. L'esprit, par essence, ignore le changement et la diversité. Il est simple et immobile. Le flot mental emprunte son mouvement à la Nature. Mais, celle-ci est inconsciente. Elle n'est pas pour soi. L'esprit prête sa lumière à la Nature, mais celle-ci diffracte cette lumière éternelle dans son principe dans les changements qu'elle crée.

Ainsi se forge l'illusion d'une conscience engagée dans les vicissitudes mentales, conscience fluctuante, déchirée, ballottée au gré des représentations. C'est la vie psychologique, lieu du drame de la personnalité où l'esprit paraît englué dans la matière alors que celle-ci semble devenir pensante. Le sujet psychologique, celui qui éprouve se débat, change et surtout souffre, procède de cette confusion. Il y a alors "assimilation du spectateur avec les modifications du mental". De même qu'un pur miroir épouse la forme de n'importe quel objet et semble être cet objet, l'Esprit devient indiscernable de l'état psychologique qui lui dérobe sa lumière. Le yoga se propose de dissocier le Purusha de la Prakrti, afin de le rétablir dans son essence pure. Il veut prolonger jusqu'à sa limite absolue la dissociation en germe dans la conscience commune.

la conscience ordinaire afin de dégager l'esprit de la nature où il ne serait qu'accidentellement embourbé.

Ainsi, chez tous, à des degrés divers, la vie mentale est un mixte de nature et d'esprit. Elle est constituée d'états psychologiques qui obéissent à leur déterminisme propre, mais elle enveloppe aussi, puisque le sujet est conscient, le pouvoir de s'en distancier. L'être est donc selon la formule de Boerhave "simple dans l'animalité, double dans l'humanité" (27).

Or, pour comprendre le vécu de l'hypnose, c'est le pôle opposé à l'hyperconscience réflexive que nous devons considérer. Il est certes difficile et même comme on l'a vu contradictoire de vouloir le saisir par introspection. Comment en effet avoir conscience d'un mode de pensée par définition inconscient, comment prendre un recul à l'égard d'états psychologiques qui se définissent justement par l'absence de recul ? On peut seulement observer en nous ou chez d'autres des expériences, des traits de personnalité, où la coïncidence de soi à soi, bien qu'imparfaite, est plus accentuée que dans les faits de conscience ordinaires. A défaut de nous révéler le vécu de l'hypnose, ils peuvent au moins nous indiquer dans quelle direction on doit le chercher.

C'est ainsi qu'on pourra s'interroger, rétrospectivement, sur les moments de passion, non pas à cause de leur violence exorbitante de la normale, mais parce que parfois cette violence nous emporte, c'est-à-dire abolit la distance que la personne prend normalement à l'égard de ses états.Certains caractères sont plus que

27. Citée par Maine de Biran, *De la décomposition de la pensée*. Ed. Tisserand, *Œuvres*, T. III, pp. 77 et 163.

d'autres spontanément ouverts au monde, adhèrent à l'impression ou à l'activité du moment sans les situer explicitement dans un plan de vie : l'examen de conscience, l'organisation de la conduite en fonction de principes ne leur sont pas naturels et seront parfois tenus pour des perversions (28). Sans doute restent-ils conscients puisqu'ils restent humains, mais la distance à l'égard d'eux-mêmes n'est parfois qu'esquissée (29). L'enfant est plus spontané que l'adulte ; il vit mais ne se sait pas vivre et se rapproche en cela de l'animal. Ce dernier, surtout, constitue l'exemple d'une parfaite identité à soi-même. Il est un, puisque ici la nature n'est pas niée par l'esprit mais s'épanouit librement. Tous ces modes d'être ont en commun, certes à des degrés très divers, un moindre recul et, par voie de conséquence, une plus grande naturalité. C'est dans cette direction qu'il faut chercher le vécu de la suggestion.

Pour en préciser le statut, il faut maintenant considérer les rapports du sujet au temps. Notre vie mentale en effet se déroule dans le temps. Quelle que soit par ailleurs leur diversité, les états psychologiques ont tous un point commun : ils durent. Le temps est, comme l'a montré Kant, la "forme du sens interne". C'est donc surtout et en premier lieu le vécu temporel

---

28. Il s'agit d'extravertis. Or, l'extraversion serait le seul trait de caractère dont l'influence positive sur la suggestibilité aurait été établie. Cf. Weitzenhoffer, *Hypnose et Suggestion*, trad. Métadier, Payot 1967, chap. VI, p. 88.

29. Nous verrons (chap. V) que c'est le cas de l'hystérique et nous vérifierons que la structure hystérique favorise la suggestion.

que doit affecter l'abolition de l'activité où nous avons vu l'essence de l'hypnose. De quelle manière ?

Pour préciser ce point essentiel, rappelons d'abord que tout état mental implique une synthèse du temps. Un esprit dont le passé tomberait au fur et à mesure dans le néant ne connaîtrait rien, ne sentirait rien. L'audition d'une simple note de musique suppose la synthèse spontanée des vibrations qui la constituent. La vision du rouge pendant une seconde résume une très longue histoire puisqu'il faut 400 trillions de vibrations pour la produire, ce qui, théoriquement, demanderait 25 000 ans pour les distinguer et les compter (30). Un être qui ne parviendrait pas à réunir à son présent son passé, au moins immédiat, ne pourrait même pas être conscient de la plus élémentaire sensation : l'audition d'un son, la vision d'une couleur. En effet, il mourrait et renaîtrait à chaque instant : hypothèse absurde car cet instant n'ayant pas d'épaisseur, cette prétendue conscience s'abolirait au moment même de sa naissance. La matière, affirmait Leibniz, est "un esprit instantané", ce qui revient à dire qu'on entre dans le domaine de l'esprit lorsque notre mémoire nous arrache à l'évanescence de l'instant en globalisant la durée.

Or il y a deux synthèses possibles du temps, d'inégale envergure selon que nous sommes passifs ou actifs. L'une s'opère naturellement ; elle ne suppose aucun acte de volonté : il suffit pour qu'elle s'exerce que notre moi se laisse vivre. Le sujet, alors, vit dans

30. Bergson, *Matière et Mémoire*, PUF, 46e éd., Paris 1945, chap. IV, p. 230.

le temps sans prendre conscience de sa temporalité. Il reste spontané, unifié. Ce vécu temporel est, entre autres, celui de l'hypnose. Il éclaire certains de ses effets importants (31). Nous allons voir qu'il semble impliqué dans l'explication que Pierre Janet a donnée des phénomènes de suggestion.

La deuxième synthèse est réfléchie. Le sujet non seulement vit mais se pense dans le temps. Elle est le fruit d'un effort et s'abolit donc dans l'hypnose lorsque l'être devient passif.

La synthèse spontanée a été décrite par Bergson sous le nom de durée (32). Sans que nous fassions effort pour cela, notre passé se prolonge dans le présent pour constituer une sorte de bloc qualitatif unifié. Lorsque nous entendons les dernières notes d'une phrase musicale, le souvenir des premières notes n'est pas aboli. Bien au contraire, notre conscience les présentifie au moment même où la phrase musicale s'achève, et c'est pourquoi celle-ci est appréhendée comme l'unité organique d'un être vivant. Ce passé immédiat n'est donc pas saisi hors du présent et distinct de lui comme un point sur une droite est séparé d'un autre point, mais constitutif de ce présent même.

Le passé est présentifié mais n'est pas visé par la conscience comme passé et projeté à ce titre dans un en deçà du présent. Au contraire il s'y mêle, se fond en lui, sans quoi nous n'appréhenderions plus l'unité mélodique de la phrase musicale mais un simple égrénement de notes. Bref, l'intuition nous montre à l'évi-

---

31. Voir chap. III.

32. Bergson, *Essai sur les données immédiates de la conscience*, chap. II, pp. 74 -75.

dence que notre passé est présentifié bien que l'intelligence qui linéarise le temps voit là une contradiction.

Or ce qui est vrai de la note, de la phrase musicale l'est aussi, en droit, de toute la symphonie et même de notre vie entière. Si l'on admet en effet que notre passé se prolonge dans le présent pour une courte période de durée, il faut étendre le processus à la durée totale de notre existence. Sinon à partir de quelle portion de temps la thèse jusqu'alors évidente cessera-t-elle d'être vraie ? En fonction de quel critère déterminera-t-on ces "atomes" de durée ? L'hypothèse d'une structure en quelque sorte granulaire de notre durée intérieure est un artifice insoutenable. S'il en est ainsi, c'est avec raison que Bergson soutient que tout notre passé se conserve, accroché au présent comme la totalité de la phrase musicale l'est aux dernières notes (33).

Mais, bien que la synthèse spontanée s'étende à la vie entière, nous n'en saisissons qu'une fraction restreinte. Il est vrai que j'appréhende la phrase musicale

---

33. "Une attention à la vie, écrit-il, qui serait suffisamment puissante et suffisamment dégagée de tout intérêt pratique, embrasserait ainsi, dans un présent indivisé, l'histoire passée tout entière de la personne consciente, non pas comme de l'instantané, non pas comme un ensemble de parties simultanées, mais comme du continuellement présent, qui serait aussi du continuellement mouvant : telle, je le répète, la mélodie que l'on perçoit indivisible et qui constitue, d'un bout à l'autre, si l'on veut étendre le sens du mot, un perpétuel présent, quoique cette perpétuité n'ait rien de commun avec l'immutabilité, ni cette indivisibilité avec l'instantanéité. Il s'agit d'un présent qui dure".

H. Bergson, *La pensée et le mouvant*, PUF, 35e édition, Paris 1960, chap. V, La perception du changement, pp. 169-170.

comme un bloc qualitatif. Mais en est-il de même pour la symphonie entière ? Probablement pas, sauf pour le mélomane exercé. La mémoire spontanée, théoriquement illimitée, a en fait une étendue assez étroite.

La mémoire réfléchie prend le relais de la mémoire spontanée. Elle opère une synthèse du temps toute différente de la durée. Cette synthèse est le fruit d'un effort. C'est le temps de la volonté.

Il est bien différent de l'expérience spontanée de la durée et nous retrouvons à son propos les traits caractéristiques de la conscience en général : altérité, distanciation, clivage de la personne. Le sujet en effet pour se donner une vue d'ensemble de sa durée ne doit plus coïncider avec sa mouvance. Il prend un recul à l'égard du déroulement de sa vie et la considère comme un autre, comme n'importe quel autre pourrait l'appréhender. C'est en ce sens qu'on a pu dire que la mémoire humaine (celle qui naît du vouloir) était toujours sociale : je me souviens pour autrui, dans la perspective d'autrui.

A l'occasion de ce recul, j'objective ma durée : je découvre l'ordre causal des événements qui la constituent. Cet ordre fonde un discours cohérent car il exprime les relations logiques d'antériorité temporelle qui structurent mon vécu. C'est pourquoi Pierre Janet a soutenu que la mémoire est un récit et qu'elle a commencé à se former lorsque la sentinelle a dû rendre compte de sa mission au chef.

La pensée d'un ordre accessible à tous implique aussi des repères objectifs. C'est la société qui nous les fournit. Ce sont, outre les dates du calendrier, les événements sociaux importants qui peuvent jalonner une vie humaine : le baccalauréat, les cycles universitaires, le premier poste, le mariage, la retraite, etc. Grâce à eux, notre vie s'insère dans un cadre universel. Je mesure le temps parcouru, j'évalue le temps qui me reste comme je le ferai pour un autre. Bref, je projette ma temporalité au-delà de moi, comme un objet pour la penser.

Notons enfin que cette appréhension réflexive du temps enveloppe sa spatialisation. Je considère la trame de ma vie comme une ligne sur laquelle j'ordonne les événements symbolisés par des points. Plus ou moins consciemment, je me situe moi-même en dehors de cette ligne : il faut bien que je la surplombe pour l'embrasser d'un seul regard. La conscience réfléchie que nous avons du temps est donc toute imprégnée de spatialité (34). La synthèse spontanée, au contraire, ignore l'espace. La globalisation des notes de la phrase musicale est qualité pure ; elle ignore la séparation et l'ordonnance des instants. De même, un mouvement naturellement exécuté est saisi dans son unité qualitative. Mais le regard réflexif que l'on porte sur lui l'émiette en positions géométriquement définissables et en disloque la mouvance.

Ainsi celui qui veut prendre une conscience réfléchie du déroulement de sa vie est un être clivé. D'une part en effet il passe et coïncide avec ce changement même qui est la substance du présent. Mais il doit aussi pour se penser dans le temps prendre à son propre égard le point de vue d'un étranger. Il est à la

34. On sait que Bergson a dénoncé dans son premier ouvrage cette intrusion de l'espace dans le domaine de la vie intérieure. Cf. *Essai sur les données immédiates de la conscience*, chap. II.

fois lui-même et autre que lui-même. L'espace symbolise cette altérité et c'est pourquoi, à distance de sa durée, il l'appréhende d'un seul regard comme un panorama.

Cette distanciation que nous prenons à l'égard de nous-mêmes n'est pas naturelle. Elle exige un effort par lequel nous objectivons notre temporalité pour la penser. Si nous ne nous en apercevons pas toujours, c'est qu'il est devenu habituel. De même nous oublions sous l'influence de l'habitude l'activité par laquelle nous appréhendons les objets et nous croyons naïvement les réceptionner de façon purement passive. S'il en est bien ainsi, nous pouvons logiquement conclure que, lorsque l'effort cesse, ses conséquences s'abolissent. On peut déjà le constater dans le sommeil : nous coïncidons avec nos rêves sans les situer dans le contexte de notre vie, et c'est pourquoi, sur le moment, nous croyons en leur réalité. On peut aussi le conjecturer de la suggestion et de l'hypnose s'il est vrai, comme on l'a vu, que l'abolition de l'effort en conditionne l'émergence. Le sujet hypnotisé est passif : il vit dans le temps mais n'a pas conscience de ce temps dans lequel il vit. La synthèse temporelle à laquelle il accède est seulement la synthèse spontanée.

Or nous savons que celle-ci est beaucoup moins large que la synthèse réfléchie. Cette dernière s'étend à la vie entière et même au-delà : non seulement je suis capable de penser le déroulement total de mon existence, mais je le situe dans l'histoire de l'humanité et l'évolution de l'univers. La synthèse spontanée est infiniment plus restreinte : même si tout notre passé se conserve, nous n'en présentifions que la portion la plus récente. Tout le reste tombe dans l'oubli.

Cette différence d'envergure entre les deux synthèses du temps fonde l'explication que Pierre Janet propose de la suggestion. Il remarque chez le sujet perméable à la suggestion (35) un rétrécissement du champ de conscience grâce auquel celle-ci peut se développer. Une patiente hystérique, à laquelle il a été suggéré qu'un tigre, d'abord, puis un éléphant entraient dans la pièce, croit voir ces animaux. Elle est épouvantée par le premier, admire la taille du second. Braquée sur la suggestion reçue, elle a oublié tout le contexte qui pourrait s'y opposer et la détruire : elle se trouve dans un hôpital où il est peu vraisemblable de rencontrer des fauves en liberté ; le tigre et l'éléphant ne s'y trouvaient pas quelques instants auparavant ; le dernier n'aurait pas pu pénétrer dans la pièce par la porte trop exiguë, etc. Son esprit est impuissant à rassembler toutes ces données. Son champ de conscience est comparable à celui que produit un acte d'attention (36) : l'objet de l'attention apparaît plus nettement, mais le reste s'efface. Seulement dans la suggestion, ce privilège accordé à un groupe restreint d'idées ou d'images ne procède pas d'un choix volontaire : c'est un processus naturel. Complètement absorbé dans la représentation du moment, le sujet ne la situe pas dans la totalité de sa durée et c'est pourquoi il est fasciné par l'image suggérée. Ainsi la suggestion est corrélative d'une distraction et d'une amnésie (37).

---

35. On sait que pour Janet il s'agit essentiellement d'hystériques.

36 et 37. *L'Automatisme psychologique*, Première partie, chap. III, § IV : L'amnésie et la distraction.

Ce serait comprendre bien superficiellement la thèse de Pierre Janet que de comparer l'étendue du champ de conscience dans la suggestion et le comportement normal d'un simple point de vue quantitatif. En vérité, qu'il y ait ou non suggestion, la portion de durée que nous synthétisons spontanément est toujours fort restreinte. Si, contrairement à l'hystérique hypnotisé, une personne normale, dans des conditions normales, embrasse en même temps un plus grand nombre de représentations, c'est qu'elle a pris à l'égard de la durée où elles se succèdent un recul suffisant. Elle est dédoublée, sa spontanéité est brisée et elle accède ainsi à la conscience réfléchie de son être temporel. Il y a là avec les sujets observés par Janet plus qu'une différence de degré : il s'agit d'une attitude mentale radicalement différente, d'un véritable saut qualitatif. A distance de son vécu, la personne peut en comparer les éléments, les situer les uns par rapport aux autres, les ordonner, bref les juger. Mais le jugement que nous portons sur notre vie implique qu'on s'en détache pour la dominer par la pensée. Le regard que nous portons sur nos représentations n'est pas lui-même une représentation.

Pierre Janet a d'ailleurs souligné ce point dans le dernier chapitre de "l'Automatisme psychologique". La synthèse, explique-t-il, n'est autre qu'un jugement ou idée de rapport. Or, une semblable idée, même si elle lie des sensations ou des images, n'est elle-même ni une sensation, ni une image. "L'idée de ressemblance par exemple n'est pas une sensation, ni une image, car elle n'est ni rouge ni bleue, ni chaude, ni sonore ; elle n'est pas non plus un groupe d'images, car une addition de ce genre formerait une image nouvelle et la ressemblance ne peut en aucune façon être représentée." (38). Mais pour comparer des sensations différentes, il faut prendre à leur égard une distance, s'élever au-dessus d'elles et par conséquent ne plus s'y absorber. La rupture de spontanéité est la condition du jugement. Cette conclusion est impliquée dans l'opposition que fait Janet entre l'idée de rapport et les simples associations. Des sensations différentes qui ont fait partie d'un même ensemble organique peuvent se reproduire après que l'une d'entre elles a été donnée. Ainsi, chez une somnambule habituée à communier, la sensation des mains jointes évoquera par association cette pratique religieuse. Il suffira de joindre les mains du sujet pour qu'il revive hallucinatoirement l'acte complexe de communier dont la jonction des mains est l'élément premier. Les parties constitutives de cette pratique forment donc une synthèse. Mais celle-ci est toute différente d'un jugement. Dans l'association en effet, le sujet glisse d'un terme à l'autre sans maîtriser ni même connaître le courant mental qui l'entraîne. Loin de dominer le temps, il reste prisonnier d'un passé qu'il revit mécaniquement. Il est passif, donc inconscient. Dans le jugement au contraire, il se libère des représentations pour les comparer. Et c'est pourquoi seul le jugement est une synthèse nouvelle réunissant au moment même où il se forme des phénomènes nouveaux (39).

C'est donc à juste titre que Janet reproche à Paulhan de confondre une cœnesthésie, comparable à une

38. Janet, *L'Automatisme psychologique*, chap. IV, § 3, p. 442.

39. Janet, *L'Automatisme psychologique*, chap. II, § 6, p. 295.

image sensible, avec une idée comprise. Car seuls, l'idée, le jugement "portent avec eux des moyens d'émancipation et une liberté relative dont nous ne voyons ici aucun signe" (40). Mais comment le jugement nous libérerait-il du sensible s'il ne le surplombait par la pensée et comment cette domination seraitelle possible chez un être englué dans la donnée immédiate de la conscience ? Il n'y a de synthèse judicatoire que chez un être clivé et réciproquement l'affaiblissement de la synthèse, clef de la suggestion est le signe d'une coïncidence de soi à soi.

On expliquera de la même manière la perte de conscience de l'identité personnelle que l'on constate dans les phénomènes hypnotiques. Une malade de Janet a reçu l'ordre, sous hypnose, de placer un chapeau sur une patère. Elle le fait alors qu'elle est incapable d'effectuer cette action simple dans des conditions normales. Interrompue, elle nie agir de la sorte. L'action effectuée n'est dont pas intégrée à la synthèse personnelle. L'idée du moi en effet n'accompagne pas nécessairement des phénomènes psychologiques simples comme par exemple une sensation. Cette idée, en effet, est un jugement qui exprime l'unité d'états différents et ne se confond avec aucun d'entre eux (41). C'est d'ailleurs le jugement qui implique la synthèse la plus vaste puisqu'il affirme l'existence d'un dénominateur commun entre tous nos états mentaux. Comment alors s'étonner qu'un être spontané, qui ne juge pas, accède difficilement à la conscience de

40. Janet, *ibid.*, chap. I, § 7, p. 79.

41. Janet, *ibid.*, chap. IV, § 3, p. 445.

l'identité personnelle et éprouve quelques difficultés à se penser comme sujet ?

Dans le premier chapitre de l'*Automatisme psychologique*, Janet se réfère à la distinction que fait Maine de Biran entre la vie animale et la vie humaine. La vie animale se caractérise par l'affection, sensation sans conscience, sans moi capable de l'apercevoir parce qu'il s'en distingue. "Cet état affectif simple", notait Maine de Biran, "n'est pas une pure hypothèse ; c'est un mode positif et complet dans son genre qui a formé, dans l'origine, notre existence tout entière et qui constitue celle d'une multitude d'êtres vivants de l'état desquels nous nous rapprochons toutes les fois que notre pensée intellectuelle s'affaiblit et se dégrade, que la pensée sommeille, que la volonté est nulle, que le moi est comme absorbé dans les impressions sensibles, que la personne morale n'existe plus" (42).

Cette description, souligne Pierre Janet, correspond exactement à l'état cataleptique (43). L'idée philosophique d'une vie animale constitue donc le schéma interprétatif des expériences de psychologie scientifique sur les somnambules. Les observations médico-psychologiques vérifient la thèse du philosophe de l'effort ; mais réciproquement celle-ci éclaire les faits nouveaux établis par les expérimentateurs.

---

42 et 43. Janet, *L'automatisme psychologique*, chap. I, §4, p. 62.

Sans doute, entre cet état limite et la conscience claire et séparante que nous pouvons prendre de nos pensées et de nos actes, il existe mille transitions ; l'automatisme psychologique comporte des degrés. L'intérêt des degrés extrêmes comme l'état cataleptique consiste à nous révéler en l'accentuant jusqu'à la caricature une certaine direction de la vie mentale.

S'il en était ainsi, l'hypnose ne créerait pas, à proprement parler, une structure mentale nouvelle ; en abolissant l'effort, elle restaurerait la coïncidence de l'être avec lui-même interrompue dès que la conscience s'éveille. On peut, en ce sens, l'interpréter comme un retour à la nature.

Demandons-nous pour terminer quelle a pu être l'origine, dans l'évolution de la personne, de cette distanciation à soi qui caractérise, à des degrés divers, la vie humaine.

Le langage est significatif et peut déjà nous mettre sur la voie d'une solution. La conscience, en effet, se traduit toujours par des images spatiales. Elle est possibilité de recul, inaugure une distance à l'égard de nous-mêmes, clive l'être, produit une rupture d'adhérence, fait que nous devenons spectateurs de nous-mêmes. Toutes ces expressions font évidemment référence à l'espace. Dira-t-on qu'il ne s'agit là que de simples métaphores auxquelles on aurait tort de chercher une signification fondamentale ? Mais comment expliquer que non pas seulement quelques-unes mais toutes les formulations de la conscience fassent allusion à l'espace au point qu'il est presque impossible d'en trouver une seule n'évoquant pas insidieusement son idée ?

D'autre part, nous savons que la conscience réfléchie de la durée personnelle implique nécessairement sa spatialisation : la pensée d'un ordre des événements suppose leur symbolisation par des positions sur une ligne imaginaire, points que mon regard, à distance de la ligne, embrasse simultanément afin de les situer les uns par rapport aux autres.

On a pu interpréter ce fait comme une simple

contamination de l'"homo sapiens" par l'"homo faber". D'après Bergson, l'intelligence se serait d'abord exercée sur la matière dans des tâches pratiques. L'homme, bien moins doté que l'animal de savoir-faire inné, aurait dû compenser par l'invention des techniques son sous-équipement instinctif. Son intelligence accaparée dès l'origine par la confection des outils conserverait la trace indélébile de son origine fabricatrice. Elle serait incapable de penser le mouvant puisque la matière sur laquelle s'exerce la technique est stable, elle séparerait les moments de la durée comme les points de l'espace, milieu de toute fabrication. Ce serait donc en raison d'une sorte d'accident historique qu'elle spatialiserait l'esprit. Dans cette perspective, les références spatiales lorsqu'on parle de la conscience et de ses modes témoigneraient seulement des origines de la pensée.

Mais on peut soutenir que le rapport entre la conscience et l'espace est plus fondamental. L'espace n'est peut-être pas seulement le milieu initial d'exercice de notre intelligence mais la condition de l'objectivité. Et par conséquent, c'est en vertu d'un lien essentiel que l'espace serait inhérent à la conscience s'il est vrai que toute conscience est conscience d'objet. Nous devons, pour approfondir cette hypothèse, revenir aux origines de la perception.

Piaget (44) constate qu'un enfant ne recherche pas un objet disparu avant 9 ou 10 mois même s'il est à portée de sa main. L'expérimentateur enlève à l'enfant un objet suscitant son intérêt et le place à

44. Jean Piaget, *La construction du réel chez l'enfant*, 5e édition, Neuchâtel 1967-1971, 342 p., chap. I.

faible distance pour qu'il puisse être vu et saisi. L'enfant s'en empare aussitôt. Le psychologue refait l'expérience en interposant un écran entre l'enfant et l'objet de telle sorte que ce dernier ne puisse être vu. L'enfant est incapable de passer la main derrière l'écran pour prendre l'objet. Comment interpréter ce fait ?

Contrairement à l'adulte, le très jeune enfant ne réfère pas son tableau perceptif à une chose conçue comme un invariant dans l'espace. Pour employer le langage de Husserl, le tableau perceptif n'est pas conçu comme une esquisse (Abschattung) de la chose. Sans doute il peut être reconnu, regretté, parfois attendu. Mais l'enfant ne vise pas à travers lui une réalité indépendante ; son univers initial est un monde de tableaux perceptifs qui apparaissent et disparaissent capricieusement. Et c'est pourquoi l'objet masqué par l'écran n'est pas considéré comme existant ailleurs mais véritablement annihilé.

Corrélativement il ne pense pas un espace contenant les objets et son corps. Ces deux notions d'objet et d'espace sont d'ailleurs étroitement solidaires.

L'objet en effet ne peut pas être vu dans sa vérité. Je ne puis percevoir simultanément les six faces d'un cube. L'objet n'est donc pas vu mais seulement conclu. Percevoir le cube comme un objet c'est, au moment même où je l'appréhende en perspective, penser aux faces que je ne vois pas et par conséquent prendre conscience du caractère partiel de ma vision par rapport à la richesse de l'objet, source foisonnante d'esquisses innombrables. Pour cela, il faut imaginer l'objet vu d'ailleurs c'est-à-dire une autre position dans l'espace.

Or, semblable attitude implique une rupture de spontanéité. En effet on doit cesser d'adhérer au donné pour situer l'esquisse de l'objet dans un éventail d'esquisses et par conséquent on doit, par la pensée, déserter le vécu ; sur le seul plan du vécu, en effet, une seule esquisse est donnée à la fois. C'est parce qu'il est incapable de cette anticipation que l'enfant au-dessous de 9 mois, prisonnier d'un seul tableau perceptif, ne pense pas l'objet. Egocentrique, il accorde une valeur absolue à sa vision sans soupçonner son caractère relatif. Mais lorsqu'il se décentrera, il commencera à sortir de lui-même.

Cette évolution qui conduit l'enfant de l'égocentrisme initial à une vision objective du monde et de son propre corps est très complexe. Piaget en a décrit minutieusement les étapes. Mais il suffit à notre propos d'en préciser le terme.

La rupture d'adhérence à soi, esquissée au tout début de l'acte perceptif, devient alors totale : non seulement le sujet percevant imagine d'autres perceptions liées à d'autres positions que la sienne propre, mais il évoque lorsqu'il pense l'objet l'ensemble de ces perceptions et de ces positions. Alors, la perspective actuelle n'est plus indûment privilégiée mais considérée comme une des perspectives possibles ouvertes par l'infinie richesse de l'objet. L'esquisse, pensée comme simple esquisse, est située dans un contexte que la pensée embrasse et par là même relativisée. Dans la pensée achevée de l'objet, je sors de moi pour assigner à ma vision des choses sa place et sa valeur exacte.

Alors l'enfant commence à se considérer de l'extérieur : le corps propre n'est plus ignoré et la perspective qu'il ouvre indûment privilégiée. L'enfant apprend à se considérer comme un objet dans le monde des objets. Il peut se représenter ses propres déplacements comme s'il les voyait de l'extérieur.

Cette objectivation de soi conditionne la totale cohérence du monde perçu et la pensée achevée de la chose. Il est en effet impossible de rapporter à un même objet l'intérieur et l'extérieur de la maison en l'appréhendant comme un objet qui se déplace et me présente ses aspects successifs ; je sais que la maison est immobile. Pour rapporter ces esquisses différentes à l'unité d'un même objet, je dois les saisir comme liées à mes propres déplacements et aux perspectives variées qu'ils commandent. Mais il faut pour cela que j'imagine ces déplacements, que je m'évade de ma perspective actuelle pour la situer dans un éventail de perspectives possibles. Au sens propre et figuré du terme, je dois la comprendre par la pensée. On voit donc que la croyance en la permanence de la chose reste suspendue à la sortie de soi. Dans la perception achevée, on assiste à un véritable retournement de l'univers initial de l'enfant : à des tableaux mouvants centrés sur son activité propre, inconsciente d'elle-même, succède un monde d'objets subsistant en moi, coordonnés entre eux et englobant le corps à titre d'élément.

Il apparaît ainsi que la perception constitue la source cachée de toutes les ruptures de spontanéité ultérieures. Quoi de plus simple, semble-t-il, que la vision de la chose dans l'espace ? Mais la chose n'est pas vue mais pensée et cette pensée est lourde d'implications inaperçues qui prennent forme d'objet, jugements naturels qui, selon l'expression de Malebranche, “se font en nous, sans nous et même malgré nous”. Percevoir c’est sortir de soi pour considérer les choses et soi-même de l’extérieur. Mais le sujet percevant reste cependant lié à un tableau perceptif particulier, il y adhère par ses sens. Et pourtant, il prend à son égard une distance puisqu’il le situe dans un contexte que la pensée embrasse. Il se dédouble donc et devient étranger à lui-même. C’est dans la perception que l’opposition de la nature et de l’esprit prend ses racines. La nature, c’est ici le complexe sensoriel lié à une certaine position du corps ; l’esprit c’est la pensée de la loi qui le rattache aux autres expériences et par conséquent s’en dégage et le domine. S’il est vrai que toute conscience est conscience d’objet ou, ce qui revient au même, implique opposition à soi et clivage, la perception apparaît donc comme la première forme de conscience.

S’il en est ainsi, la conscience que nous prenons du moi mental est une conscience spatiale. Prendre conscience de soi, c’est se situer à distance de notre vie intérieure posée comme un objet. Or comment voir à distance une réalité étrangère à la distance ? Si toute conscience implique une intuition spatiale, il faut bien que l’objet dont elle est conscience soit un objet spatial. Sans doute, le moi intérieur que la conscience projette dans l’espace n’est pas le corps situé de la décentration perceptive : il s’agit du flux de nos états de conscience qui se déroule dans le temps. Mais en considérant à distance, comme un objet, ce déroulement temporel, nous le spatialisons.

L’étude de la perception nous permet donc de saisir l’origine de la synthèse réfléchie du temps. Lorsque l’on applique au moi mental les schèmes d’intelligibilié consitués lors de la formation de l'objet perceptif, on le considère dans la perspective d'autrui et on le projette dans l'espace. La synthèse spatialisante de la durée n'est donc pas un accident mais une conséquence de la pensée objective.

Récapitulons pour terminer les caractères essentiels du changement mental produit par l'hypnose. Le sujet hypnotisé est passif. Si l'effort crée la conscience, il est donc inconscient ou moins conscient que dans la veille. Toute conscience pose un objet à l'égard duquel elle introduit une distance. La conscience de soi enveloppe donc une objectivation de soi et un recul : elle clive l'unité personnelle entre une nature déterminée et l'esprit qui la contemple et la juge. Dans l'hypnose au contraire, le sujet coïncide avec ses impressions ; il sent mais ne se connaît pas sentant. Il est absorbé dans la nature et unifié. Puisque notre vie se déroule dans le temps, toute modification structurelle du psychisme retentira sur le vécu temporel. Dans l'état vigile, le sujet se connaît comme un être temporel ; il faut pour cela qu'il objective sa durée, qu'il la considère comme autrui pourrait le faire afin de situer son présent sur la ligne du temps. La conscience de la temporalité a pour conséquence un dédoublement de la personne et une spatialisation du temps. Dans l'état hypnotique, le sujet dure sans se savoir temporel ; il ne se donne pas une vue d'ensemble du déroulement de sa vie. Son vécu temporel, étranger à l'espace, est en quelque sorte musical. Faute de recul, il ne synthétise qu'une petite fraction de sa durée et son champ de conscience est par conséquent réduit. Puisque tous ces caractères de la conscience, objectivation, séparation, clivage, spatialisation sont des conséquences de l'effort, on a pu logiquement déduire les traits inverses de l'abolition de toute activité. Notre hypothèse sur l'état mental hypnotique peut donc d'abord se justifier comme une implication des méthodes d'induction qui, toutes, avons-nous vu, ont pour but de produire la passivité. Il faut voir maintenant dans quelle mesure elle permet d'éclairer les effets objectivement observables des faits de suggestion.

Chapitre III

LES EFFETS DE L'HYPNOSE

Les effets de l'hypnose sont multiples et il est parfois difficile de séparer les observations scientifiquement établies des légendes qui se sont perpétuées à son propos. En outre, on sait qu'il existe des degrés de profondeur de la transe ; or certains phénomènes ne ressortissent qu'aux degrés extrêmes et sont, de ce fait, rarement observés. La tradition fait état d'hallucinations concernant les divers registres sensoriels. L'hypnose peut aussi supprimer la sensation malgré la présence de l'objet et le fonctionnement correct de l'organe. Elle produit ainsi des cécités, des surdités électives ou totales, des achromatopsies, des anesthésies. On a noté également des paralysies suggérées, des modifications de la respiration, du pouls, du métabolisme, des effets vaso-moteurs, la production d'érythèmes et de phlyctènes. Il est possible de suggérer des émotions, de créer des personnalités apparemment artificielles, de provoquer des régressions. Enfin l'amnésie post-hypnotique est sinon la règle, du moins très fréquente.

Nous envisagerons d'abord les hallucinations positives et les modifications des fonctions volontaires, semi-volontaires, plus rarement involontaires que l'on peut observer. Ces deux aspects sont liés car, verrons-nous, c'est toujours par l'intermédiaire d'un état mental suggéré qu'on parvient à provoquer une modification somatique. On étudiera ensuite les hallucinations négatives. Puis nous devrons rendre compte de la création de personnalités suggérées. Nous terminerons par l'examen de l'amnésie post-hypnotique et des régressions. Dans chacun des domaines considérés, les faits devront être confrontés à notre hypothèse initiale. Si celle-ci est exacte, elle doit pouvoir éclairer les divers effets de l'hypnose.

Considérons d'abord les hallucinations positives et les modifications organiques qui leur sont parfois associées. Nous essayerons de justifier le schéma suivant : dans un esprit abandonné, le mot évoque l'image ; celle-ci se transforme graduellement en sensation ; la sensation entraîne la modification organique. C'est là un processus naturel, mais il est généralement entravé par l'effort car l'être est rarement totalement passif.

Le langage au tout début de la vie n'est qu'un réflexe conditionné. Initialement, le mot évoque l'image de la chose à laquelle il est associé. On voit mal d'ailleurs ce que pourrait être chez le très jeune enfant la réalité psychologique du mot en dehors de l'image. Que peut signifier pour lui le mot lait si on écarte l'évocation d'une couleur, d'une saveur, d'un plaisir ? Ce qui est vrai de l'enfant le reste pour l'adulte. Toutefois, chez l'adulte, le pouvoir évocateur du mot est repoussé au second plan au profit de fonctions plus complexes du langage. Le mot n'est plus seulement le premier terme d'une association par contiguïté avec l'image : il constitue un instrument de désignation. Mais dénommer une réalité est tout autre chose qu'évoquer spontanément son image. Dans la dénomination, le mot est considéré comme un moyen au service d'une certaine fin : désigner la chose. Le sujet prend alors un recul vis-à-vis des mots afin de les utiliser au mieux : je cherche mes mots afin de me faire comprendre. Mais je ne suis alors ni spontané, ni passif. La dénomination est un effort ; elle enveloppe un choix et un début de réflexion.

D'autre part, dans le langage adulte, le mot n'est jamais isolé ; il reste solidaire d'un discours. Or parler, c'est toujours parler pour autrui et par conséquent épouser sa perspective. Le langage exprime un ordre objectif des événements, mais l'ordre n'apparaît qu'à celui qui fait l'effort de sortir de lui-même pour adopter un point de vue universel. Ce n'est, avons-nous vu, que lorsque la sentinelle doit faire un récit au chef qu'elle découvre et révèle à l'autre l'enchaînement logique des causes et des effets. De même, les enfants étudiés par Piaget (1) sortent de leur égocentrisme et ordonnent leur discours lorsqu'ils ont le souci de se faire comprendre. Mais cette décentration n'est pas naturelle : il faut un effort pour déserter son vécu et se placer au point de vue de l'interlocuteur.

Ainsi, le pouvoir évocateur du mot est en quelque sorte refoulé au profit d'une intention d'objectivité dont nous avons rappelé les premiers moments. Il serait facile de montrer que chez celui qui possède une langue, le mot enveloppe en outre des potentialités d'abstraction, de mise en rapport, bien éloignées de la simple évocation d'une image. Mais ces fonctions

1. J. Piaget, *Le langage et la pensée chez l'enfant*. Delachaux et Niestlé.

supérieures du langage exigent un esprit actif. Elles s'abolissent quand l'effort cesse. Alors l'être cesse de se distancier de lui-même pour épouser le point de vue d'un interlocuteur ; il redevient naturel. Le mot n'est plus alors qu'un simple signal conditionnel : il évoque l'image en vertu d'une association acquise. Le sujet vit ce glissement d'un terme à l'autre mais ne le pense pas. Il retrouve alors la fonction originaire du langage chez le tout jeune enfant. Dans la passivité hypnotique, les paroles prononcées par l'hypnotiseur réveillent donc les images qui leur sont associées.

Or l'image n'est qu'une sensation affaiblie. C'est dire qu'il n'y a pas entre l'image et la sensation de différence de nature mais seulement de degré. On sait que cette thèse fut soutenue par Hume (2), en dépit des critiques reprises d'âge en âge (3). De nos jours sous l'influence de la phénoménologie, elle est reléguée par bien des psychologues au catalogue des naïvetés surannées.

Mais la thèse empiriste est-elle aussi simpliste qu'on l'a affirmé ? S'il y avait entre l'image et la sensation une différence de nature, il serait impossible de transformer une image en sensation. Or cette transformation est la règle dans certaines techniques auto-suggestives. Considérons à titre d'exemple le deuxième

---

2. D. Hume, *Traité de la Nature humaine*. Traduction Leroy Aubier. Ed. Aubier, Paris 1946, Livre I, 1re partie, Section 1 "L'origine de nos idées".

3. Ainsi Woodworth conclut qu'il n'existe aucune différence absolue entre une image et une perception et qu'il n'y a aucun critère certain qui permette de distinguer l'une de l'autre. Experimental Psychology, p. 45, New York, Henry Holt Co, 1938.

exercice du Training Autogène (4). Le sujet répète que son corps est chaud. Il pourra s'imaginer dans un bain à température élevée ou étendu sur le sable sous un soleil brûlant. Son expérience initiale se situe donc sur le plan des images. Mais au bout de quelque temps il sent réellement la chaleur dans ses membres. L'authenticité de cette sensation est attestée par des mesures objectives : la température périphérique du corps s'élève d'environ 1 degré ; elle correspond à une vaso-dilatation sanguine. Comment la concentration sur l'image pourrait-elle produire la sensation s'il y avait entre les deux une hétérogénéité absolue ?

Pourtant la phénoménologie affirme une radicale différence entre la conscience imageante et la perception. Selon Sartre, dans la perception j'appréhende directement la présence de la chose alors qu'au contraire, la conscience imageante pose son objet comme un néant. "Mon image de Pierre, c'est une certaine manière de ne pas le toucher, de ne pas le voir, une façon qu'il a de ne pas être à telle distance" (5). Cet acte positionnel ne se surajoute pas à l'image constituée ; il fait partie de la conscience imageante.

Cette affirmation est fort contestable. Il existe en effet des images dont l'objet n'est pas posé comme un néant. Dans l'hallucination, le rêve, on croit spontanément à la présence réelle de l'objet. Dans l'hystérie, le sujet glisse facilement de l'image à la perception. Ainsi Janet fait état d'une malade qui, racontant l'his-

---

4. Schultz. *Le Training Autogène*, adaptation française sous la direction de R. Durand de Bousingen, 4e édition, PUF 1968.

5. J.-P. Sartre, *L'imaginaire*, Ed. Gallimard 1940, p. 32.

toire d'Ali Baba (6), finit, épouvantée par son propre récit, par voir les voleurs cachés dans les pots. L'acte positionnel ne fait donc pas partie intégrante de la conscience imageante, il s'y ajoute, ou du moins, ce que Sartre entend par conscience imageante est déjà un mixte d'image et de jugement implicite sur l'image. Par ce jugement elle est confrontée à la perception : elle apparaîtra moins intense, plus pauvre et surtout en désaccord avec les autres données sensorielles et incapable de s'y insérer. Mais la prise de conscience de ces critères suppose un esprit actif qui a pris à l'égard de l'image un certain recul pour en peser la réalité objective. Dans le sommeil et dans certains états morbides, cet effort de distanciation ne s'effectue plus et c'est pourquoi le sujet n'est plus sensible aux différences entre la perception et l'image. C'est ce qui doit se produire dans l'hypnose puisqu'elle abolit l'activité mentale. L'image associée au mot a alors tendance à se transformer en sensation. Ce n'est pas là un pouvoir nouveau que créerait la suggestion, mais le développement d'une potentialité refoulée dans des conditions normales par l'activité critique inhérente à la veille.

Or la sensation est indissociable de certaines modifications organiques. Généralement, ce sont les conditions somatiques qui produisent la sensation. Ainsi une impression de chaleur ou de froid est déterminée par un certain état du corps, lui-même résultant des changements objectifs de température. Mais

6. Pierre Janet, *L'Automatisme psychologique*, chap. III, § 7, p. 206.

l'ordre inverse de causalité, bien que moins fréquent, est possible : la sensation peut produire son corrélat somatique. C'est ce qu'on peut observer, très exceptionnellement, à l'occasion des stigmatisations : le sujet s'identifie au Christ souffrant, coïncide avec des douleurs que d'abord il imagine, puis ressent, et enfin, finit par incarner dans son corps. Sans doute faut-il chercher une explication analogue à certaines prouesses du yoga : l'ascète parvient à maîtriser par la force de la pensée des fonctions généralement indépendantes de la volonté. Mais point n'est besoin pour illustrer notre propos d'aller chercher des expériences aussi exorbitantes de la normale. Les exercices du Training Autogène sont à la portée de quiconque ; leurs effets sont avérés par des milliers d'observations. Or nous expérimentons dans le cadre de cette technique auto-suggestive la causalité de l'image qui se transforme en sensation et finit par se somatiser. Nous avons rappelé que, dans le deuxième exercice, la concentration sur une image de chaleur entraîne des modifications vaso-dilatatoires. Dans le premier exercice, le sujet imagine que son corps devient lourd. Là encore l'image devient sensation et la sensation entraîne des modifications somatiques : à l'impression de lourdeur correspond un abaissement du tonus musculaire objectivement mesurable. Il est donc tout à fait possible de produire des modifications organiques par une concentration sur l'image.

Or c'est toujours par l'intermédiaire d'un état mental suggéré que l'hypnose produit des conséquences organiques. Pour obtenir des modifications de la respiration, du pouls, du métabolisme ou des changements vaso-moteurs, l'hypnotiseur suggérera certaines émotions. C'est en évoquant des sensations de brûlure qu'il parviendra à produire érythèmes et phlyctènes. Une glycémie pourra apparaître par suggestion d'absorption de sucre ou de miel. Plus rarement, la capacité de travail et la résistance à la fatigue seront augmentées en suggérant la suppression de la douleur.

On peut ainsi comprendre que chez un sujet en état d'absolue passivité, les paroles de l'hypnotiseur finissent par provoquer par la médiation de l'image certains effets physiologiques. Le mot évoque l'image à laquelle il est associé, l'image graduellement s'enrichit et tend vers la sensation entraînant son accompagnement somatique habituel. Mais ce n'est là qu'une limite théorique car le total abandon est rare. Nous avons vu comment l'effort entrave et finit par bloquer ce processus naturel. Le mot n'est plus alors seulement le premier terme d'une association mais un moyen de désignation, instrument de la pensée objective ; il est intégré dans un discours révélateur d'un ordre pensable par tous. De même l'image, dans un esprit actif, n'est pas naïvement vécue ; elle est pensée, c'est-à-dire pesée, reconnue comme simple image par opposition à la perception. Or la perception est le résultat de la décentration objective ; c'est ce que tout le monde peut et doit voir. Quand je reconnais une image pour une simple image, je me place donc implicitement, là encore, au point de vue de tous pour en préciser le statut. Bref l'effort est créateur d'objectivité, comme l'avait vu Maine de Biran, mais en objectivant mon vécu, je m'en distancie, je le considère dans une perspective d'altérité. C'est ce clivage de l'être qu'abolit la passivité hypnotique. Le sujet hypnotisé n'est plus l'être social qui considère toute chose et lui-même d'un point de vue universel. Coïncidant avec lui-même, il est devenu ou redevenu naturel.

Les possibilités hallucinatoires de l'hypnose impliquent également la synthèse spontanée du temps. Pour que l'image développe ses virtualités sensorielles elle doit occuper seule la totalité du champ mental. Les hystériques (7) observés par Janet parviennent naturellement à ce monoïdéisme et c'est pour cette raison qu'ils finissent par croire à leur propre récit. Un sujet normal au contraire, racontant l'histoire d'Ali Baba, ne peut croire à la réalité des images qu'il évoque. En effet, au moment même où il parle, il se souvient que ce n'est qu'un conte fictif prononcé dans des conditions déterminées, pour des raisons précises. Il se distancie donc de la représentation actuelle pour la situer dans un contexte temporel. C'est parce que l'hystérique oublie ce contexte réducteur qu'il adhère à l'image et finit par la confondre avec la réalité. Bref là où l'un, par un acte de pensée, objective sa durée pour s'en donner une vue d'ensemble dans laquelle il situe son présent, l'autre coïncide sans recul avec les représentations qu'elle charrie. En abolissant l'effort, l'hypnose produit chez le patient un vécu temporel identique à celui de l'hystérique.

Remarquons pour terminer cet examen des hallucinations positives que l'imagination de modifications physiologiques objectives reste toujours sans effet. C'est en me concentrant sur l'idée de chaleur que je produis une vaso-dilatation périphérique ; mais la pensée de cette vaso-dilatation même ne produit rien.

7. Nous développerons ce point dans le chap. V.

Qu'il s'agisse d'hypnose ou d'auto-hypnose, la suggestion est indirecte : elle ne provoque des conséquences somatiques que par l'intermédiaire d'une émotion, d'une sensation ordinairement liées à un certain état du corps. Mais la représentation directe de cet état corporel est généralement inefficace.

Il est aisé de comprendre pourquoi. Sans doute le statut du corps en soi est-il obscur : il est matière et nous ignorons ce qu'est la matière dans son fond. Par conséquent la relation du corps à l'âme, c'est-à-dire de la modification somatique à l'état psychique reste un mystère. Par contre, les attitudes mentales qui sont les nôtres lorsque nous vivons un état d'âme ou pensons le corps sont fort claires. L'état d'âme est subjectif ; il est seulement pour nous. Le phénomène corporel est tenu pour objectif : c'est dire que nous le considérons tel que l'autre, n'importe quel autre, pourrait le voir. La pensée d'une modification corporelle se situe dans le prolongement de la décentration perceptive étudiée chez l'enfant par Piaget. J'imagine mon corps vu d'ailleurs tel qu'il doit apparaître à un observateur étranger. Je me situe par l'imagination hors de moi-même, je me vois par les yeux d'autrui. La pensée d'une modification corporelle objective enveloppe donc une décentration, une distanciation, une aliénation. Or ces caractères, avons-nous vu, définissent une structure mentale opposée à l'état hypnotique. Il n'est donc pas surprenant que la suggestion directe d'une modification organique soit inopérante.

Considérons maintenant les hallucinations négatives. On désigne par là la suppression de la sensation malgré le fonctionnement correct de l'organe et la présence de l'excitant. C'est surtout dans le domaine de l'anesthésie à la douleur que le phénomène a pu être observé. La suppression de la douleur peut être totale comme on le note quelquefois en stomatologie ou dans les accouchements. Elle est souvent seulement partielle : ainsi pour un sujet en hypnose légère le relèvement du seuil de la douleur atteindrait environ 40 %. Mais on a pu expérimenter des hallucinations négatives dans d'autres registres sensoriels. On peut, par l'hypnose, rendre le sujet aveugle ou sourd à certains stimuli. Erickson parvient à créer par suggestion une insensibilité aux couleurs (achromatopsie).

Ces faits peuvent s'interpréter dans le cadre d'une définition de l'hypnose comme suspension de l'activité. Rappelons que pour Maine de Biran le fait primitif du sens intime, c'est-à-dire la sensation consciente, suppose toujours quelque effort. Lorsque celui-ci s'abolit, la conscience disparaît bien que l'organe soit impressionné. Nous avons vu comment la physiologie actuelle confirmait cette intuition initiale du philosophe en mettant en évidence dans la perception consciente une action centrifuge du système nerveux central se traduisant par la contraction des muscles striés. Il est très probable que c'est ce mouvement descendant qu'influence l'hypnose et qu'elle est sans effet sur le trajet nerveux qui va de l'organe au cerveau. On peut d'ailleurs observer en dehors de l'hypnose cet effacement de la conscience dans certains domaines par abolition de l'activité qui la génère. Le philosophe, le savant, l'artiste, absorbés par l'objet de leur contemplation peuvent devenir insensibles à leur cadre de vie : ils se coupent du monde en refusant aux messages des sens la collaboration de l'esprit. Ce qu'ils font occasionnellement fait l'objet, dans le yoga, d'un entraînement systématique. La pratique du Pratyàhàrà consiste à déconnecter à volonté les divers sens des aspects du monde que, normalement, ils nous révèlent, "les branchant et les débranchant comme on actionne un commutateur électrique" (8). Pour le yoga en effet, comme Biran devait le soutenir plusieurs siècles plus tard, la sensation consciente naît de la rencontre des vibrations issues de l'objet et d'une activité centrifuge. Il est donc possible de supprimer la conscience de la sensation en abolissant cette activité mentale qui fait qu'elle est pour nous et pas seulement en soi. Il s'agit là sans doute d'une limite inaccessible sans une longue ascèse. Mais, à une échelle plus modeste, chacun peut constater les effets anesthésiants du détournement de l'attention. Le retrait de l'attention augmente le seuil de sensibilité dans des proportions considérables. La même excitation objective pourra être sentie ou rester inaperçue selon que l'attention s'y prête ou s'y refuse. Puisque l'attention est un acte de l'esprit, on expérimente donc jusqu'à un certain point comment la conscience est dépendante du vouloir. Ce que la volonté produit dans des conditions normales, la suggestion le réalise dans l'hypnose. Dans le domaine sensoriel choisi par l'hypnotiseur, le sujet devient totalement passif. L'hypnose parvient à créer en quelque sorte un Pratyàhàrà artificiel.

L'amnésie post-hypnotique a été considérée par de nombreux chercheurs comme un caractère essentiel de l'hypnose. Certains d'entre eux comme Bernheim et Dynes en ont même fait le critère de son existence. Mais des recherches plus précises peuvent conduire à

---

8. U.-K. Taimni, *La science du yoga*, éd. Adyar, p. 256.

mettre en doute ce point de vue. On s'est demandé jusqu'à quel point l'amnésie post-hypnotique est réelle, la seule affirmation par le sujet qu'il ne se souvient de rien n'étant pas tenue pour une preuve suffisante. Les chercheurs ont été ainsi conduits à déterminer objectivement l'importance de cet oubli. Il dépendrait du type de matériel qui doit être oublié, ou plutôt, du type de réponse associée au rappel. Le rappel symbolique est le plus affecté (100 %) d'amnésie et, en général, l'effet de l'amnésie post-hypnotique décroît dans la mesure où la réponse de rappel se rapproche d'un simple réflexe naturel. Au contraire, plus le cortex est en jeu, plus forte est l'amnésie (9).

On a parfois tenté d'expliquer ces déficiences du rappel par une autosuggestion ou une hétérosuggestion involontaire. "Par exemple", écrit Weitzenhoffer, "les chercheurs sont rarement conscients du fait qu'en suggérant le sommeil à un sujet de manière à provoquer l'hypnose, ils suggèrent par "contexte" tous les symptômes caractéristiques du sommeil (tels qu'ils sont connus du sujet), y compris l'amnésie typique propre aux événements du sommeil associés normalement à l'état de veille qui suit" (10). S'il en est ainsi, l'amnésie post-hypnotique serait donc produite artificiellement au cours de la transe. Nous voudrions montrer au contraire que, loin d'être un ajout extérieur greffé sur l'hypnose, elle en révèle l'essence.

Nous avons vu qu'il y a une synthèse spontanée du temps : notre passé se prolonge dans le présent comme

---

9. A. Weitzenhoffer, *Hypnose et Suggestion*, trad. Métadier, éd. Payot, Paris 1967, chap. XIII, p. 174.

10. Weitzenhoffer, *Ibid*, chap. CIII, p. 110, note.

on peut l'éprouver lors de l'audition d'une phrase musicale. Il n'est pas alors projeté hors du moment actuel et visé comme passé mais présentifié. Puisque cette synthèse s'étend à la vie entière, nous portons en nous la totalité de nos souvenirs. Dans cette perspective, l'amnésie post-hypnotique, ainsi d'ailleurs que toute amnésie, doit se comprendre comme une simple incapacité de rappel puisque le souvenir n'est pas détruit. Pourquoi donc le souvenir de l'expérience hypnotique est-il difficilement évoqué ? Parce que, au moment même de cette expérience, il n'y a pas eu de prise de conscience temporelle puisque le sujet hypnotisé était passif.

Un être passif en effet coïncide avec les modifications qui l'affectent. Il ne les connaît pas puisqu'il ne les projette pas à distance comme un objet. Ainsi il dure mais il ne se sait pas durer. Pour prendre conscience du caractère temporel de mon existence, je dois situer mon présent sur la ligne du temps par rapport à un passé révolu et à un avenir à naître. Je cesse alors de m'identifier avec la mouvance du présent ; j'ai pris à son égard un recul afin de le comparer aux autres dimensions du temps. Mais cette objectivation de ma durée implique un effort incompatible avec la passivité hypnotique. Un être purement passif au contraire vit son présent mais ne le pense pas. Il ne sait pas que son présent est un présent, il ignore la temporalité de son existence. Comment pourrait-on situer dans le temps lors du rappel du souvenir une expérience vécue sur un mode atemporel ?

Le rappel en effet implique le plus souvent une reconstitution logique et une orientation à travers les cadres sociaux de la mémoire. Ce travail mental, souvent rapide et inconscient, conditionne la localisation du souvenir. On évoque devant moi le nom d'un auteur que j'ai lu autrefois. C'est un philosophe et je n'ai accédé à la philosophie qu'à tel âge, dans tel cycle d'études. Par la suite ma vie intellectuelle, professionnelle m'a détourné de préoccupations métaphysiques : je commence donc à situer le souvenir dans le panorama de ma vie mais il a fallu pour cela faire l'effort de l'objectiver, de dégager la trame logique des événements qui la composent, de l'insérer dans des cadres sociaux qui jalonnent le temps universel et sont pour moi d'indispensables points de repère. Bref le souvenir que je récupère est lourd d'investigation logique et de décentration sociale. Or comment localiser dans l'enchaînement objectif des causes et des effets une expérience vécue étrangère à l'ordre du temps et à sa formulation sociale ? Le sujet hypnotisé fait corps avec la suggestion, mais ne la pense pas c'est-à-dire ne la situe pas dans le contexte de sa vie. C'est ce dont témoigne l'observation suivante de Pierre Janet :

"Berthe caresse son petit chien Finaud qu'elle croit sur ses genoux ; elle paraît avoir le même état de conscience qu'à l'ordinaire, elle parle à son chien, et semble avoir une certaine activité de pensée. Mais ce n'est là qu'une illusion : si on l'examine on remarque d'abord qu'elle n'a plus un état de sensibilité normale ; au lieu d'être seulement anesthésique du côté gauche elle est devenue anesthésique totale, ses yeux semblent ne point voir car elle ne distingue aucun objet placé devant elle ; ses oreilles semblent ne point entendre car les personnes qui lui parlent ne parviennent pas à obtenir de réponse. J'arrive un peu moi-même, et non sans difficulté, à me faire écouter, peut-être parce qu'ayant donné la suggestion je fais jusqu'à un certain point partie de son rêve. Mais j'obtiens des réponses bizarres, incohérentes : Berthe ne peut plus me dire son nom, ni son âge, ni son costume ; elle ne sait plus où elle est, elle ne se souvient de rien, en un mot l'ensemble des sensations et des souvenirs qui constituent sa personnalité semblent disparus ou plutôt il semble qu'il n'y ait plus là de personnalité. Il n'y a plus dans cet esprit qu'une seule chose, l'idée envahissante du petit chien Finaud qui se développe complètement et isolément. Je ne serai pas surpris si tout à l'heure Berthe n'a aucun souvenir de ce rêve, puisque en réalité elle n'y a pas assisté (11)".

C'est donc parce que l'expérience hypnotique s'est déroulée dans ce que nous avons désigné comme une synthèse spontanée du temps qu'elle ne peut être volontairement rappelée ; c'est au contraire parce qu'ils se rapportent à des événements autrefois situés dans une synthèse réfléchie du temps que nous évoquons sans peine les souvenirs de notre vie consciente.

L'amnésie post-hypnotique peut être comparée sous ce rapport à l'amnésie infantile. On sait que l'adulte garde très peu de souvenirs de la prime enfance. C'est que le jeune enfant totalement égocentrique est incapable de prendre à l'égard de sa vie assez de recul pour la penser en fonction d'un ordre objectif et de repères sociaux (12). Les souvenirs de la prime

11. Janet, *L'état mental des hystériques*, première partie, 2e section. Les accidents mentaux des hystériques, chap. I, § 2, p. 214.

12. On sait que c'est l'explication de l'amnésie infantile soutenue par Pierre Janet contre la théorie freudienne du refoulement des premiers conflits affectifs.

enfance ne peuvent être volontairement rappelés car les événements de cette période n'ont pas été situés sur la ligne du temps par un sujet capable de s'en détacher pour s'en donner une vue d'ensemble. Ils pourront seulement apparaître parfois anarchiquement et par bouffées. Il en va de même pour les souvenirs de l'hypnose.

Dans cette perspective s'éclairent les observations des expérimentateurs sur l'amnésie post-hypnotique. Il n'est pas surprenant que le rappel symbolique soit le plus affecté. Parler, en effet, c'est toujours parler pour autrui. Or, comment objectiver le souvenir d'une expérience qui se situe aux antipodes de l'objectivité. L'acquisition d'un réflexe n'exige au contraire aucune décentration. Le lien entre l'excitant et la réponse ne doit pas être pensé ; il suffit que le conditionnement soit établi par les procédures convenables. Il est donc normal qu'un apprentissage de ce type en état d'hypnose puisse être conservé au réveil. Ainsi les observations relatives à l'amnésie post-hypnotique peuvent se déduire d'une définition de l'hypnose comme passivité. On peut interpréter dans la même perspective les régressions.

Dans la régression, la personne en état d'hypnose échange sa personnalité actuelle avec une personnalité qu'elle avait lorsqu'elle était plus jeune, généralement une personnalité de son enfance. L'authenticité de cette expérience pourra être mesurée en soumettant le sujet à divers tests d'intelligence, d'association de mots, de dessin, au Rorschach, etc. Les chercheurs ont souvent remarqué à l'occasion de ces contrôles une intervention de la personnalité adulte comme si le sujet, sans véritablement régresser à l'enfance, jouait le rôle d'un enfant. Mais il y aurait, à côté de ces comédies de l'enfance jouées par l'adulte d'authentiques régressions attestées par l'observation chez le patient de réactions physiologiques analogues à celles qu'il avait à l'âge de la régression (13). En fait, la plupart des expériences de régression, sinon toutes, ressortissent à la fois à ces deux schémas explicatifs. Lorsqu'en effet l'adulte pour obéir à la suggestion joue le rôle de l'enfant qu'il était autrefois, il fait appel à des bribes de son passé, souvenirs revenus au hasard qu'il combine entre eux et complète par une affabulation appropriée. Inversement, une régression absolument authentique serait à la limite contradictoire puisqu'elle impliquerait l'abolition de toute influence des événements postérieurs à la période où le sujet régresse et par conséquent de l'état hypnotique et de la suggestion de l'hypnotiseur. La plupart des expériences de régressions seraient donc des mixtes où "le comportement total du sujet sera déterminé en partie par le "rôle à jouer" et en partie par un mouvement vers un état psychophysiologique antérieur" (14).

---

13. Erickson cite un patient qui devenait inconscient quand on le faisait régresser à une époque de sa vie où il avait été rendu inconscient par une drogue et un coup. On a observé un électro-encéphalogramme préconvulsif normal en faisant régresser un épileptique à une période antérieure à l'attaque. Un patient qui avait régressé à un moment antérieur à une opération qui avait corrigé un trouble de la vision présentait le même trouble visuel. On a observé plusieurs fois l'apparition d'un réflexe de Babinsky positif, des changements de la chronaxie périphérique associés au renversement du réflexe plantaire au cours de régressions.

Weitzenhoffer, *ibid*, chap. XIV, p. 187.

14. Weitzenhoffer, *ibid*, chap. XIV, p. 189.

Ces observations peuvent être éclairées par notre définition générale de l'hypnose. Remarquons d'abord que si tout notre passé se conserve, la régression est théoriquement possible. Sans doute, quand nous évoquons une période de notre vie, nous ne nous imaginons pas la revivre. Nous la situons sur la ligne du temps à distance de notre présent dans un ordre logico-social d'événements. Mais cette reconstruction intellectuelle du passé suppose une matière sous-jacente : si le passé ne se conservait pas, il ne serait pas possible de reconstituer ensuite la trame ordonnée de notre vie. Peut-être même est-ce l'activité propre à la pensée réfléchie du temps qui refoule l'émergence du souvenir brut tel que l'événement fut autrefois vécu. Certains malades revivent hallucinatoirement des scènes qu'ils sont incapables d'évoquer volontairement. Guéris, ils retrouvent leur possibilité de rappel, mais les hallucinations disparaissent (15). Dans des expériences de mémoire affective, on revit au présent comme dans un rêve éveillé des états éprouvés autrefois. En suspendant l'activité mentale, l'hypnose abolit la distanciation critique et la mise en ordre des souvenirs qui caractérisent la pensée réfléchie du temps. Elle instaure la coïncidence du sujet avec sa durée. Or, avons-nous vu, sur le plan de la durée vécue, le passé n'est pas projeté à distance du présent mais fait bloc avec lui comme en témoignent certaines expériences limites dans lesquelles le sujet se donne en un très bref moment une sorte de vision panoramique de sa vie entière. Dans la régression authentique, le sujet revit

15. Voir le cas Irène, étudié par Janet, dans notre chap. V.

son existence au lieu de la penser dans le temps parce qu'il est devenu passif.

Mais l'abolition de l'effort explique aussi le succès de ce jeu de rôle que l'hypnotisé entreprend pour obéir à la suggestion. Sans doute un acteur entre-t-il jusqu'à un certain point dans la peau de son personnage et commence-t-il par la magie de l'image à en éprouver les émotions. Mais il conserve toujours à son égard assez de distance critique pour éviter toute confusion. Il sait qu'il joue, que ce jeu a un temps, qu'il se situe dans un projet qui l'englobe et le relativise. Bref il pense ce jeu dans sa vie et sa vie dans le temps et il échappe par là à la fascination de l'image pourtant renforcée par les gestes exécutés ou perçus, les paroles proférées ou entendues. Nous avons vu en effet que bien que l'image tende naturellement à se constituer en perception, elle est repoussée sur le plan de l'irréel par l'activité critique de la veille. Puisque cette activité est abolie dans l'hypnose, on peut comprendre que le sujet hypnotisé ait tendance à croire en la réalité des images. Tendance d'autant plus puissante que l'image n'est pas ici une fiction à construire de toutes pièces mais une expérience antérieure, virtuellement présente en lui et dont sans doute des bribes restent encore vivantes dans sa mémoire.

Ainsi la suppression de l'effort nous permet-elle de rendre compte non seulement d'une vraie régression ou du moins de ce qu'il y a de "revivification" (16) dans toute régression, mais aussi de la croyance

16. Ce terme a été forgé par Erickson et Kubie pour désigner la régression authentique dans laquelle le sujet retourne à l'état psychologique qui fut le sien à l'âge de la régression avec, en

du sujet hypnotisé au rôle d'enfant qu'il joue pour obéir à la suggestion. En effet la distinction entre le présent et le passé, le réel et l'imaginaire suppose une activité mentale, une objectivation de la durée vécue, un clivage de la personne que le sommeil hypnotique abolit. Dans cette perspective, les expériences de régression exprimeraient moins un pouvoir réel et positif de l'hypnose que la conséquence de l'abolition d'une fonction supérieure. C'est dans une perspective identique que doivent être étudiés les changements de personnalité.

Chacun porte en lui des tendances multiples, souvent contradictoires. L'ascète n'ignore pas les tentations du jouisseur et celui-ci peut regretter parfois un idéal de vie et en assumer, en rêve, les contraintes. L'évocation de la plupart des vertus et des vices éveille en nous un écho car elle réactive quelque aspiration mort-née ou quelque désir assoupi. Bref tout homme, comme on l'a dit, a en lui la forme entière de l'humaine condition. Parmi ces traits multiples, il opère un choix sous l'influence de l'éducation, des circonstances, de la réflexion personnelle. Une personnalité est donc l'actualisation de quelques possibles seulement dans un éventail plus large. Ceux qui n'ont pas été choisis n'en sont pas pour autant anéantis. Lors-

même temps, une suppression réversible de tous les événements postérieurs à l'âge de la régression.
Cf. Erickson M.H. et Kubie L.S., *The successful treatment of a case of acute histerical depression by a return under hypnosis to a critical phase of childhood*. Psychoanal. Quart., 1941, 10, pp. 592-609.

qu'ils n'ont pas été refoulés, ils sont repoussés au loin dans un au-delà de rêve. L'homme normal et conscient en effet prend une distance à l'égard de ses tendances afin de les peser et construit une vie à peu près cohérente en fonction du poids accordé à chacune d'entre elles. A l'occasion de ce recul, il les ratifie ou les écarte, leur confère le statut d'espérance, de tentation ou de folie. La personnalité vigile est donc un choix qui résulte d'un effort de synthèse et d'objectivation : je cesse de coïncider avec le tumulte des désirs, des élans, des craintes afin de m'en donner une vue d'ensemble ; je pourrai alors, dans la perspective de mon projet, en assumer certains et les hiérarchiser dans une conduite. Il s'agit là, bien entendu, d'une limite idéale. Mais tous, plus ou moins, y tendent au moins sous la pression des exigences sociales, à tel point que cet effort pour situer l'élément dans un ensemble peut être tenu pour critère de normalité. En supprimant l'effort, l'hypnose abolit ce recul et par là même l'appréhension globale de l'existence qu'il autorise. Dans cet état, la suggestion de quelqu'une des personnalités virtuelles qu'il porte en lui développe chez l'hypnotisé tous ses effets car ils ne sont pas confrontés aux autres tendances et inhibés par la considération de l'ensemble. Un romancier actualise à travers le personnage qu'il crée un éventail de possibles qui sommeillaient en lui. Mais il sait qu'il n'y a là qu'une fiction car il conserve à l'égard des émotions et des images qu'il développe assez de distanciation critique pour leur conférer leur juste place dans l'ensemble de sa vie. C'est ce recul que supprime l'hypnose et c'est pourquoi le sujet hypnotisé s'identifie au personnage suggéré.

Ainsi, chacun des effets de l'hypnose se rattache-t-il à une même cause : l'abolition de l'effort. L'activité mentale, avons-nous vu, instaure une distance entre la personne et son vécu. Elle clive l'être. A l'occasion de ce dédoublement, les états mentaux sont objectivés. Puisque le temps est la forme générale de toute vie psychique, cette objectivation de la vie mentale revêtira d'abord l'aspect d'une objectivation du temps. La personne se donne une vision panoramique et ordonnée de son existence dans laquelle elle pense son présent. La suppression de l'effort entraîne celle de ses effets. Passif, le sujet hypnotisé coïncide avec son vécu ; il ne peut l'objectiver ni par conséquent le penser. Il est donc incapable de se représenter son existence dans le temps. Il vit dans l'instant ou plutôt, puisque l'instant n'est qu'une fiction, il reste au niveau d'une synthèse spontanée du temps : il n'appréhende donc consciemment qu'une part restreinte de sa durée. Les hallucinations et leur accompagnement somatique, l'amnésie post-hypnotique, les régressions, les personnalités diverses jouées par l'hypnotisé sous l'influence de la suggestion sont des conséquences de ce changement essentiel.

Dans cette perspective, l'hypnose ne crée pas à proprement parler une structure mentale nouvelle. Ou du moins, l'état psychologique différent de la normalité qu'elle instaure naît de l'abolition d'une fonction supérieure et du cortège d'inhibitions qu'elle commande. Elle constitue, en ce sens, une illustration de la loi de dissolution formulée par Hughlings Jakson.

Cette fonction supérieure est, avons-nous vu, une fonction d'objectivité. C'est parce que les paroles de l'hypnotiseur cessent d'être reçues comme moyen de dénomination révélant un ordre de réalités pensable par tous qu'elles peuvent éveiller par réflexe conditionné l'image des choses auxquelles le mot fut jadis associé. L'abolition de sa fonction objectivante ramène le langage à sa source primitive et réactive un pouvoir évocateur du mot habituellement tenu en lisière. De même l'image ne développe ses virtualités et ne se transforme en sensation que dans la mesure où s'estompe le processus critique qui la compare au monde perçu. L'amnésie post-hypnotique, les régressions, la création de personnalités fictives impliquent comme on l'a vu l'effacement de la pensée d'un ordre logique des événements dans un temps universel où la personne situe son présent. Bref l'hypnose supprime la vision objective du monde et de soi-même. Or, être objectif, c'est se décentrer, c'est-à-dire quitter son point de vue propre pour se placer à celui de tous. Toute objectivité est donc sociale, au moins dans sa visée. L'hypnose produit donc une désocialisation de la personne. Coïncidant avec son vécu, l'être hypnotisé est redevenu en quelque sorte un être naturel alors que dans l'état vigile l'homme normal a pris l'habitude de penser toute chose et lui-même dans une perspective d'altérité. Cette conclusion peut sembler paradoxale. Les phénomènes de suggestion en effet semblent impliquer nécessairement un rapport d'influence entre deux ou plusieurs personnes. Dans cette mesure l'hypnose serait essentiellement un fait de psychologie sociale. Nous allons voir qu'il n'en est rien. Pour élucider ce point, nous devons donc déterminer quel est le rôle exact joué par l'autre dans la suggestion.

Chapitre IV

LE ROLE DE L'AUTRE DANS LA SUGGESTION ET L'HYPNOSE

On considère habituellement la suggestion comme un pouvoir exercé par un individu sur un autre. Ce pouvoir apparaît immense puisqu'il obtient des résultats hors de portée du simple vouloir. Je ne puis produire malgré tous mes efforts les effets de l'hypnose ; et les objurgations, les ordres, les promesses ou les menaces d'un autre restent dans ce domaine également impuissants. Il faut donc semble-t-il qu'il existe entre l'hypnotiseur et son patient une relation hors du commun pour produire de tels fruits. Dans cette perspective, expliquer l'hypnose consiste à comprendre cette relation interindividuelle privilégiée. Telle est l'ambition de la psychanalyse.

La psychanalyse veut expliquer l'hypnose à partir des concepts de transfert et de régression. En effet se développeraient chez le patient des pulsions d'amour ou de haine à l'égard du praticien. Celui-ci éveillerait dans l'inconscient du sujet hypnotisé des images de l'enfance à lourde charge affective. C'est ainsi que Freud (1) a soutenu que l'hypnotiseur prendrait la place de l'idéal du moi : il jouerait pour l'hypnotisé le

1. Freud, *Psychologie collective et analyse du moi*, traduit par S. Jankelevitch, Payot, Paris 1950.

rôle du père tout-puissant de la horde primitive. L'hypnose réactiverait donc les émois du passé face au père. On voit que le transfert est solidaire d'une régression.

Ce schéma a été généralement admis par les premiers disciples de Freud. Déjà, en 1909, Ferenczi soutenait que l'hypnose est une résurgence de l'œdipe. Il distinguait de l'hypnose paternelle fondée sur la crainte une hypnose maternelle à base d'amour (2). Plus récemment, on a soutenu que l'hypnose provoquerait une régression bien antérieure au complexe d'Œdipe. Elle réactiverait les réactions primaires que le nourrisson entretient, au début de la vie, avec sa mère et dont Spitz a montré l'importance.

On ne contestera pas que quelquefois, peut-être même souvent, l'hypnose s'accompagne de transfert et de régression. Mais le problème est de savoir s'il ne s'agit là que de conséquences secondaires, ou bien si au contraire ces faits expriment l'essence même du phénomène.

Remarquons tout d'abord qu'on n'a jamais établi qu'il y avait toujours transfert et régression à l'occasion de l'hypnose. D'autre part, on sait que le transfert et la régression se trouvent dans bien d'autres situations que les faits de suggestion : il y a transfert dans la cure psychanalytique, régression dans les névroses. Des manifestations à composante érotique, assez proches des faits observés dans l'hypnose, se retrouvent dans des situations tout à fait différentes, comme

---

2. Chertok, *L'hypnose*, p. 38.

par exemple, l'anesthésie par les gaz (3). On ne saurait pourtant s'autoriser de ces observations pour prétendre qu'elles révèlent l'essence de l'anesthésie ! Mais surtout, il n'y a aucun lien intelligible entre la régression et le transfert d'une part et d'autre part les manifestations de l'hypnose.

On sait en effet que l'hypnose se caractérise par une totale acceptation de l'idée suggérée. Cette adhésion entraîne des modifications psycho-physiques importantes décrites par les premiers expérimentateurs et dans l'ensemble confirmées par les observateurs actuels. Modificiations sensorielles : nous avons vu qu'on peut déterminer par suggestion une cécité, une surdité, des anomalies dans la vision des couleurs (4), des anesthésies. En ce qui concerne ce dernier point, non seulement on peut supprimer la sensation psychologique de douleur, mais aussi fortement diminuer certaines réactions involontaires qui lui sont associées comme le réflexe psychogalvanique (5). Il est également possible d'affecter durablement la motricité du sujet en créant par exemple des paralysies. Nous avons également rappelé que l'hypnose agit sur les fonctions semi-volontaires, au moins indirectement, par l'évocation d'états émotionnels ou d'hallucinations (6), qu'elle peut produire des phlyctènes, des brûlures, créer des personnalités fictives. Bref, le

3. Weitzenhoffer, *Hypnose et suggestion*, 2e partie, chap. VI, p. 92.

4. Weitzenhoffer, *Hypnose et suggestion*, 3e partie, chap. XII, p. 156.

5. Weitzenhoffer, *ibid.*, pp. 151 ss.

6. Weitzenhoffer, *ibid.*, chap. XI, p. 139.

dépassement des possibilités normales affirmé par les premiers pionniers semble confirmé par la science actuelle (7).

Or quel rapport peut-il bien y avoir entre ces observations et l'explication psychanalytique par le transfert et la régression ? On voit mal pourquoi le fait de voir le père dans l'hypnotiseur conférerait à ce dernier de si étranges pouvoirs. Faudrait-il du moins que le père auquel il est censé les emprunter les ait autrefois possédés ! Or nul n'a jamais soutenu que les parents, à l'occasion des rapports affectifs qu'ils nouent avec leur enfant, ont le pouvoir par la magie du verbe de déterminer hallucinations et modifications organiques. Suffit-il de dire à l'enfant à l'âge œdipien, ou même avant, qu'il ne souffre pas pour l'apaiser, que tel remède répugnant est une friandise pour qu'il l'accepte ? Or l'hypnose accomplit ces miracles (8). Il n'y a donc aucun rapport manifeste entre l'hypothèse psychanalytique et les faits dont elle prétend rendre compte.

Par contre, on conçoit bien qu'une idée isolée développe ses implications sensorielles et motrices si elle ne se trouve pas en quelque sorte concurrencée par des idées antagonistes. On peut aussi comprendre que cet isolement de l'idée, impossible à un être qui par la réflexion sort de sa durée pour en confronter les moments, soit naturel chez celui qui, adhérant totalement à ses représentations, se contente de vivre le

---

7. Wertzenhoffer, *ibid.*, chap. XVI, p. 210.

8. Les possibilités analgésiques de l'hypnose sont aujourd'hui largement utilisées par les dentistes qui se rattachent au mouvement sophrologique.

temps au lieu de le penser. On voit que l'hypnose peut réaliser cet état de spontanéité puisque tous les expérimentateurs s'accordent à exiger la renonciation à l'effort, condition nécessaire et suffisante du dédoublement réflexif.

L'incapacité de la théorie psychanalytique à rendre compte des faits observés dans l'hypnose a d'ailleurs conduit ses défenseurs actuels à lui apporter d'importants compléments. Déjà, Kubie et Margolin avaient remarqué que le transfert n'est pas une condition indispensable de l'hypnose. Celle-ci peut être produite par des manipulations purement physiques comme la concentration du patient sur sa propre respiration (9). S'inspirant de leurs travaux, Gill et Brenman ont tenté d'intégrer "aux nouvelles notions psychanalytiques (psychologie du moi) qu'ils avaient déjà utilisées... certaines données de psychologie expérimentale et même de physiologie" (10).

Faisant toujours appel au concept de régression, ils sont conduits à distinguer deux facteurs régressivants : le transfert et une opération physique qui consiste à limiter la perception du sujet aux seuls stimuli donnés par l'hypnotiseur. En ce qui concerne ce second facteur, ils s'inspirent des travaux de l'école de Hebb sur la restriction sensorielle. Ces expérimentateurs avaient, en effet, montré l'apparition de phénomènes régressifs chez un sujet privé un certain temps de tout rapport sensoriel. Ainsi l'hypnose est pour ces auteurs : "une sorte de processus régressif qui peut

---

9. Chertok, *L'hypnose*, p. 43.

10. Chertok, *ibid.*, p. 45.

être déclenché par une réduction de l'activité idéationnelle et sensori-motrice ou par la création d'une relation archaïque avec l'hypnotiseur (11)".

Remarquons d'abord que "la réduction de l'activité idéationnelle et sensori-motrice" est très proche du rétrécissement du champ de conscience par lequel Pierre Janet expliquait la suggestion. L'hystérique adhère à la représentation suggérée parce qu'il ne la situe pas dans un contexte élargi. Elle n'est pas confrontée à d'autres représentations qui la contredisent, et par là même, critiquée. Ce monoïdéisme, avons-nous vu, est la conséquence d'un manque de recul : le sujet hypnotisé vit dans le temps mais n'en embrasse pas le cours par la pensée ; il est fasciné par l'"ici" et le "maintenant".

D'autre part, de l'aveu même de Gill et Brenman, la réduction de l'activité idéo-sensorielle est suffisante pour provoquer l'hypnose. Le transfert se produira ensuite puisque : "Quand le processus régressif a été mis en mouvement par l'une de ces deux sortes de facteurs, les phénomènes caractéristiques de l'autre font leur apparition" (12).

Comment ne pas être frappé par le caractère disparate des causes proposées ! Transfert et régression relèvent de la psychanalyse orthodoxe et on conçoit bien leur association. On voit mal, par contre, comment la déprivation sensorielle pourrait produire directement des effets analogues à ceux du transfert. En vérité, parmi les facteurs évoqués, l'un est la cause,

---

11. Chertok, *L'hypnose*, p. 46.

12. Chertok, *ibid.*, p. 47.

es autres constituent des conditions favorables mais ependant étrangères à la nature même du phénomène. L'observation nous apprend que, dans l'hypnose, il a transfert, régression et rétrécissement du champ nental. Une théorie conséquente ne peut se contenter le juxtaposer des éléments aussi hétérogènes. Elle loit déterminer l'essence et la séparer de ses accilents.

Or cette essence, avons-nous vu, ne saurait être jue le rétrécissement du champ mental qui seul entreient des liens intelligibles avec les manifestations nabituelles de l'hypnose. La théorie psychanalytique, jui nous a tant appris sur le contexte de la suggestion, n a cependant manqué la vraie nature.

S'il en est ainsi, le rapport à autrui n'est pas fondanental dans la suggestion. Comprendre celle-ci onsiste à déterminer un certain état mental, qui peut tre produit par le sujet seul. Dans cette perspective, 'autosuggestion, si elle ne constitue pas le type même le la suggestion, comme l'a affirmé Baudoin, en exprine cependant l'essence tout aussi bien que l'hétérouggestion. Nous allons vérifier que l'appel à l'autre st seulement une aide pour réaliser une expérience jui, théoriquement du moins, reste de psychologie ndividuelle.

Le projet d'une autosuggestion implique une ontradiction. La suggestion, comme on l'a vu, ne léveloppe ses effets que si le sujet est passif. Mais tout projet est un acte de volonté ; ici il deviendra très vite effort. Comment faire effort pour promouvoir une pensée passive ?

Il est en effet difficile de se concentrer sur une fornule ou sur une image. Au bout de quelque temps, l'attention a tendance à se disperser et il faut la ramener de force vers la pensée choisie. D'autre part cet acte d'attention volontaire objective la pensée autosuggérée alors qu'il faudrait y adhérer naïvement. On la constitue comme idée, on s'en distancie et plus ou moins consciemment on en pèse la valeur. On évoque par là même tout un cortège de jugements. Mais objectivation et distanciation critique tuent la suggestion. Ainsi, celui qui tente de réussir le Training Autogène imagine que son corps devient lourd. Mais la réalité lui inflige un démenti : initialement le corps n'est pas lourd. Il compare donc l'image à la perception, constate la différence et par là même constitue l'image "comme seulement image" par opposition à la réalité perçue. Il est alors un juge qui constate et prononce un verdict alors qu'il faudrait se perdre dans l'idée autosuggérée pour y croire. Celle-ci, au lieu d'occuper tout l'esprit, est située dans un contexte réducteur de pensées antagonistes : je la compare à la perception, je m'interroge sur le bien-fondé de mon entreprise, je suppute un échec possible, peut-être même j'évoque, à l'occasion de cette tentative pour produire la lourdeur corporelle par un acte de concentration, le problème métaphysique des rapports de l'âme et du corps. Sans doute cette activité critique n'est-elle qu'à demi explicite. Mais même seulement naissante, elle suffit à annihiler la suggestion qui, comme on l'a vu, ne peut germer et croître que dans un esprit abandonné.

Mais si, au contraire, je suspends tout effort, je perds la suggestion : les pensées les plus diverses se succèdent alors dans mon esprit et, à la limite, je m'endors. Ainsi l'autosuggestion apparaît comme une tâche impossible : comment vouloir délibérément devenir naturel, comment demander à la pensée réfléchie de mettre en œuvre les moyens de son abolition ? Il faudrait donc obtenir un des effets de l'attention, la concentration, mais sans l'effort et les conséquences qu'il entraîne.

Cette double exigence a été formulée par les premiers praticiens de l'autosuggestion.

"Le problème qui se pose, écrit Baudoin, est donc le suivant : *trouver un équivalent de l'attention volontaire* mais d'où l'effort serait absent (13)."

L'idée autosuggérée doit résonner isolée dans une sorte de vide mental. Alors le sujet y adhère, il la vit, bref il y croit. Si au contraire il fait effort pour penser l'idée, l'autosuggestion ne se réalise pas. En effet, comme nous l'avons plusieurs fois souligné, penser une idée c'est en quelque sorte se l'opposer, la situer dans un contexte contradictoire nécessairement évoqué.

L'effort en effet n'est pas toujours source d'efficacité. Lorsque je fais effort pour accomplir un acte je pose par mon effort même que l'acte m'est étranger, je romps l'adhérence à l'acte indispensable pour un accomplissement harmonieux, car l'effort enveloppe opposition et séparation.

Telle est la signification de la loi de l'effort converti, mise en évidence par la "nouvelle école de Nancy". Si le bègue ne bégaye jamais autant que lorsqu'il a le souci de bien parler, si l'effort pour maîtriser le fou rire, s'empêcher de rougir déclenche à coup sûr les conséquences redoutées, c'est que cet effort place

13. Baudoin, *Suggestion et autosuggestion*, livre II, 2e partie, § 2, p. 120. Ed. Delachaux et Niestlé, 1951, 6e éd.

d'emblée le sujet en dehors de l'acte souhaité et de l'effet voulu. Et par contrecoup, la suggestion opposée va se trouver renforcée. Et c'est pourquoi Baudoin peut écrire que : "Lorsqu'une idée a déclenché une suggestion, et tant que cette idée domine l'esprit, tous les efforts que le sujet peut faire contre la suggestion déclenchée ne servent qu'à activer celle-ci" (14).

Aussi, Coué conseillait-il d'agir en imaginant que l'entreprise était facile (15). Sinon, l'agent devient extérieur à son acte et évoque par là le cortège malfaisant des hésitations, des inhibitions, des divers blocages. Contre eux la volonté reste impuissante puisque c'est elle qui les suscite dans son principe même. Et c'est ce qui a amené le père de l'autosuggestion à affirmer que : "... cette volonté, que nous revendiquons si fièrement, *cède* toujours le pas à l'imagination. C'est une règle *absolue* qui ne souffre aucune exception" (16).

Ces considérations s'appliquent à l'autosuggestion. L'effort pour se concentrer sur la formule choisie nous en distancie et éveille les pensées contraires. Mais comment éviter l'effort puisque l'autosuggestion est un projet volontaire et que celui qui tente de l'exécuter prend conscience des obstacles qui semblent en interdire la réalisation ?

Pierre Janet avait bien vu que la suggestion impliquait une concentration analogue à celle que produit un acte d'attention, mais qu'elle était cependant

---

14. C. Baudoin, *Suggestion et Autosuggestion*, livre I, 2e partie, § 2, p. 54.

15. E. Coué, *La maîtrise de soi-même*, Ed. J. Oliven, Paris 1956, p. 25.

16. E. Coué, *ibid.*, p. 12.

essentiellement différente de l'attention. Dans les *Médications psychologiques*, il critique la thèse de Munsterberg qui réduit la suggestion à l'attention. Il lui oppose l'extrême mobilité de l'attention chez les bons candidats à l'hypnose, qui, on le sait, sont pour lui des hystériques. Et pourtant, Janet doit reconnaître que la suggestion implique une concentration. Il distingue alors de la synthèse mentale supérieure opérée par l'attention un "monoïdéisme de faiblesse" (17) qu'il compare à l'impulsion. La suggestion n'est, en définitive, que "la provocation d'une impulsion à la place de la réalisation réfléchie" (18).

Or quelle peut être la différence entre un monoïdéisme supérieur et un monoïdéisme de faiblesse si ce n'est que dans le premier nous choisissons l'idée qui nous fascine et nous ravit ? Et pour choisir l'idée ne faut-il pas d'abord la poser comme un objet dont je me distingue comme sujet, puis situer cet objet dans un éventail d'objets différents et concurrents que ma pensée embrasse et compare dans une aperception unique ? Telle est bien la fonction supérieure de synthèse qu'évoque Janet. Elle suppose bien un dédoublement de la personne qui ne domine sa représentation que dans la mesure où la réflexion l'en détache. Dans la suggestion au contraire l'esprit perd ce recul, adhère complètement à la représentation, et par là même il devient incapable de la confronter avec d'autres, c'est-à-dire de juger.

Il faut donc obtenir un des résultats de l'attention,

---

17. Janet, *Médications psychologiques*, Ed. Alcan, 1919, 2e partie, chap. III, § 3, pp. 241 ss.

18. Janet, *ibid.*, 2e partie, chap. II, §4, p. 213.

la focalisation de l'esprit sur une seule pensée sans faire un effort d'attention. Il y a là un problème qui semble impossible à résoudre dans l'autosuggestion.

C'est la raison pour laquelle l'autosuggestion échoue souvent et apparaît généralement comme une version édulcorée de l'hétérosuggestion. Et l'embarras des praticiens des auto-hypnoses est grand, lorsqu'il s'agit de définir les règles d'une pratique réussie. Nous avons vu qu'ils s'accordent tous pour préconiser un mélange de passivité totale et de concentration, mais s'ils définissent ainsi assez correctement le but, ils ne nous donnent guère les moyens de l'atteindre. Sans doute est-ce encore Coué qui, sur ce point, est resté le plus précis. On sait qu'il recommande la répétition à haute voix de la formule sans le moindre effort de façon à faire pénétrer la suggestion "mécaniquement"... "par l'oreille" (19). Le conseil est doublement judicieux. On vérifie, en effet l'effet relaxant d'une répétition rythmique faite passivement (20). D'autre part, cette répétition maintient dans l'esprit l'idée autosuggérée. On réalise donc ainsi la difficile synthèse entre la détente et la concentration. Pourtant, ces prescriptions donnent lieu à des contresens. Ceux qui n'en saisissent pas l'esprit peuvent y voir une tentative d'auto-persuasion évidemment ridicule. Et même, les autres peuvent difficilement s'empêcher, au cours de leur pratique, d'émettre et de repousser les doutes, bref de réfléchir et de faire effort. Ainsi, l'autosuggestion volontaire reste délicate : il est difficile

---

19. Coué, *La maîtrise de soi-même*, p. 27.

20. Bensen et Klipper, *Réagir par la détente*, Ed. Tchou, Paris 1976.

d'exiger de la pensée réfléchie d'œuvrer à sa propre disparition.

Mais tout devient plus facile si on répartit les tâches, si ce n'est plus la même personne qui se détend et qui imprime volontairement l'idée dans l'esprit. Or, c'est ce qui se produit dans l'hétérosuggestion. Le patient, avons-nous vu, est détendu, on l'invite au sommeil. La tâche de l'hypnotiseur est de lui donner la pensée requise et de la maintenir par la répétition. Par là, il dispense le sujet hypnotisé de l'effort de concentration souvent nécessaire pour fixer l'idée. Il autorise ainsi un monoïdéisme sans effort et favorise l'adhérence à l'idée qui constitue l'essence du phénomène. On voit donc que l'appel à l'autre n'est pas essentiel, il est seulement commode. L'hétérosuggestion n'est qu'un échafaudage externe qui permet de concilier le choix de l'idée et l'abandon passif à cette idée.

Certes, cette relation d'extrême dépendance entre l'hypnotisé et l'hypnotiseur peut évoquer chez le premier une situation analogue autrefois vécue dans l'enfance. La psychanalyse a eu le mérite de mettre en évidence ces réminiscences. Mais ces remous affectifs ne sont que des conséquences d'un simple procédé pour produire un certain mode mental. Ils sont étrangers aussi bien à l'essence du résultat qu'à celle des moyens mis en œuvre.

C'est dire que les tentatives pour comprendre l'autosuggestion à partir de l'hétérosuggestion sont vouées à l'échec dans leur principe même. Pourtant, les psychanalystes devaient tenter cette réduction : l'existence d'une auto-hypnose en effet semble condamner toute interprétation de la suggestion en termes de psychologie inter-individuelle. C'est pourquoi ils se sont efforcés de montrer que l'auto-hypnose était seulement en apparence une entreprise solitaire. Pour eux, le sujet qui se fait de l'autosuggestion s'identifierait inconsciemment à un autre. Celui-ci, aimé et respecté, constituerait l'idéal du moi. L'autosuggestion consacrerait donc un clivage entre cet idéal du moi et le reste de la personnalité. Telle est la thèse soutenue par Schilder. Il écrit :

"Il nous faut maintenir en principe que, dans l'hypnose et dans la suggestion, il s'agit d'un processus qui se déroule entre deux personnes... L'on ne peut parler d'autosuggestion que seulement lorsque le sujet dégage consciemment en lui-même un peu de son expérience, créant ainsi le suggestionneur dans son propre for intérieur. Nous ne nous égarerons pas lorsque nous supposerons qu'en général une personne n'est capable d'un tel dégagement que dans la mesure où elle s'identifie à une autre personnalité... Dans l'identification nous jouons un rôle, sans qu'il soit nécessaire que nous ayons conscience d'assumer ce rôle. Nous n'avons intérêt à jouer le rôle de l'autre que dans la mesure où nous l'aimons, le respectons ou l'admirons... Dans toute identification se crée un moi idéal qui conserve à l'intérieur du moi une position relativement autonome. L'autosuggestion s'appuie sur ces identifications ; elle prend une partie du moi pour le transformer en moi idéal, laissant assumer à la partie restante le rôle de "suggestionneur" (21).

K. Abraham interprète d'une manière identique la méthode Coué. Il s'agit pour lui d'un des phénomènes

21. Cité dans *Le Training Autogène*, 4e édition, chap. VIII, p. 177.

de psychologie des masses tels que Freud les a étudiés. Les partisans de la méthode Coué constituent une masse dont chaque membre est traité de la même manière par le chef. Celui-ci représente dans l'inconscient des adeptes le père juste et bon, doué de pouvoirs magiques et en particulier de la toute-puissance de la pensée. Il leur permet de participer à ce pouvoir.

"Il est un père qui permet à chacun de ses fils de s'identifier totalement à lui, et cela non seulement dans les fantasmes, mais aussi dans la pratique, en leur imposant pour ainsi dire son mana et l'utilisation de celui-ci" (22).

Par là, il réalise les désirs infantiles propres à l'âge œdipien : être l'égal du père et posséder sa puissance.

Dans une perspective analogue, Kubie qui avait pourtant souligné avec Margolin la possibilité d'induire l'hypnose sans le secours d'un hypnotiseur affirme que l'auto-hypnose implique une relation inter-personnelle. Il va même jusqu'à soutenir que l'hypnose sans hypnotiseur est plus relationnelle que l'hypnose avec hypnotiseur (23). Parlant de la première, il s'exprime ainsi :

"Il y a une présence... une présence qui plane invisible et ignorée, perçue consciemment, mais le plus souvent préconsciemment ou inconsciemment. Cette présence peut représenter les figures protectrices de la prime enfance, ou beaucoup plus tard les figures chargées de l'autorité et de la proctection... En fait, il s'agit là d'un transfert à l'état pur, même s'il

---

22. Chertok, *L'hypnose*, p. 48.
23. Cité par Chertok, *ibid.*, p. 48.

n'y a pas d'objet présent, réel ou imaginaire, à qui l'on puisse conférer les fonctions de protection que durant l'enfance nous apprenons peu à peu à exercer pour notre propre compte. Telles sont probablement l'origine et l'essence du fantasme antique d'un ange gardien, créature chargée de veiller sur moi quand je suis endormi, sans défense" (24).

Ces conceptions présentent le même vice et encourent la même critique que les théories psychanalytiques de l'hypnose. Elles sont sans rapport manifeste avec les conséquences observées de l'autosuggestion. Certes, le désir d'en appeler à quelque puissance supérieure se conçoit aisément lorsque le sujet mesure les limites de son efficacité propre. Par contre, on ne comprend plus que la personne réalise par cette médiation imaginaire des prouesses psycho-physiologiques hors de portée de la simple volonté. Et pourtant, l'autosuggestion réalise ces miracles. Baudoin a montré que le ralentissement du rythme cardiaque par autosuggestion pouvait être produit par quiconque après un certain temps d'entraînement (25). Les excercices de base du Training Autogène, dont nul ne conteste actuellement le sérieux, créent des modifications physiologiques objectivement mesurables que le simple vouloir ne saurait provoquer. L'utilisation des possibilités suggestives de la relaxation par la méditation de formules adaptées aux cas particuliers produit des guérisons ou des améliorations dans les domaines

---

24. Cité par Chertok, *ibid.*, p. 48.

25. Baudoin, *Suggestion et autosuggestion*, livre II, 1re partie, chap. V, pp. 194-195.

les plus divers de la pathologie (26). Les placebos, verrons-nous, déterminent des changements organiques comparables à ceux des remèdes chimiques qu'ils remplacent (27). Quel rapport intelligible peut-on définir entre ce dépassement des pouvoirs de la volonté et l'introjection de l'image du père ? Si ce fantasme agit, ce ne peut être qu'indirectement, en provoquant un abandon, une détente dont nous savons qu'elle est la seule cause directe de la suggestion. En vérité la tentative des psychanalystes pour rattacher à toute force l'auto-hypnose à l'hétérosuggestion témoigne d'une méprise sur la nature de cette dernière : l'appel à l'autre, procédé seulement commode pour favoriser la spontanéité, est tenu à tort pour l'essence du phénomène.

Dans la perspective théorique que nous avons définie, il n'y a pas de solution de continuité entre la suggestion vigile et l'hypnose. L'opposition ou du moins la distinction nette de ces deux états se justifie dans l'optique psychanalytique où l'hypnotisé est censé accéder par la médiation du transfert à une structure affective originale que l'on peut hésiter à attribuer à la simple suggestion à l'état de veille. Mais si on n'accepte pas cette thèse il n'y a entre l'hypnose et la suggestion vigile qu'une simple différence de degré.

---

26. *Le Training Autogène*, chap. II : résultats cliniques et addendum à la 3e édition, chap. II : applications médicales par P. Geissmann.

27. Kissel et Barrucand, *Placebos et effet placebo en médecine*, Edition Masson et Cie, Paris 1964, 2e partie.

Le fait qu'à peu près toutes les expériences d'hypnose peuvent être faites en suggestion vigile (28) semble vérifier ce point, ce qui amène Weitzenhoffer à concevoir "que la suggestibilité à l'état de veille et la suggestibilité à l'état d'hypnose reposent sur un même continuum, qu'elles se situent plus ou moins aux deux extrémités opposées, et qu'elles se fondent l'une dans l'autre en un certain point entre ces deux extrémités" (29).

Sans doute est-ce là la principale raison qui a conduit Bernheim à abandonner l'hypnose, et à affirmer, alors seul contre tous, la possibilité de la suggestion à l'état de veille. Le maître de Nancy a bien vu que la suggestion suppose essentiellement la suppression du contrôle des facultés supérieures comme en témoigne le texte suivant : "tout ce qui diminue l'activité des facultés de raison, tout ce qui supprime ou atténue le contrôle cérébral, renforce la créditivité, d'une part, et, d'autre part, exalte l'automatisme cérébral, c'est-à-dire l'aptitude à transformer l'idée en acte" (30).

On voit que la "créditivité... étrangère au contrôle cérébral" à laquelle il fait allusion est très proche de la spontanéité, coïncidence de l'être avec son vécu sans aucune sorte de recul. Certes, cette dernière est à son apogée dans le sommeil hypnotique. Mais en deçà de cette limite bien des états d'abandon qui ne sont pas à

---

28. Weitzenhoffer, *Hypnose et suggestion*, 2e partie, chap. V, page 78.

29. Weitzenhoffer, *ibid.*, 2e partie, chap. V, p. 78.

30. Barrucand, *Histoire de l'hypnose en France*, 2e partie, chap. I, p. 120.

proprement parler des états de sommeil l'impliquent cependant, au moins partiellement. D'ailleurs, la majeure partie de nos pensées ne sont ni des actes de pure volonté, ni de simples automatismes mais des mixtes qui participent de l'un et de l'autre. D'autre part chacun de nous porte en soi la spontanéité, comme une promesse ou une menace et la retrouve plus ou moins facilement à l'occasion de certaines expériences. Nul homme n'est jamais seulement volonté et raison, pas plus qu'instinct pur. Bernheim a eu le mérite de reconnaître cette part de nature en chacun de nos actes et en chaque personne. Sans doute est-ce là l'intuition profonde qui a suscité son affirmation un peu vaguement formulée selon laquelle la suggestion serait présente dans tous les comportements et chez tout le monde.

S'il en est ainsi, le sommeil hypnotique n'est pas nécessaire à la suggestion. D'autres moyens peuvent favoriser cette suspension du clivage réflexif qui amène une adhésion naturelle à l'idée. L'habitude est l'un d'entre eux. Comme Hume, reprenant la réflexion de Malebranche, l'a montré, la répétition engendre une croyance si ferme que nous ne songeons même pas à son statut de croyance : nous la considérons comme une évidence. Ainsi par exemple celui qui n'a pas réfléchi sur la causalité croit *voir* que la volonté de lever le bras produit le mouvement désiré. Il ne s'aperçoit pas que la conséquence corporelle d'une volition par nature étrangère au corps est un inexplicable coup de baguette magique. Il suffit pour s'en convaincre d'évoquer la difficulté du néophyte en philosophie à saisir le problème posé par Malebranche et Hume. Leur embarras est significatif : ils considèrent comme allant de soi une liaison qui pour le philosophe fait problème ; ils ne la mettent pas en question. La répétition (mon bras se lève chaque fois que je le veux) engendre une croyance, abolit toute critique, les fixe sur le plan de la spontanéité. Tel est le mécanisme des préjugés.

Les observations faites à propos des réflexes conditionnés sont au fond très proches de ces vues des classiques. Tel est le cas des expériences de Bykov (31). Il crée chez l'homme deux réflexes conditionnés :

1 - une sonnerie suivie d'un froid de 6 degrés amenant une constriction des vaisseaux et une chute du pléthysmogramme ;
2 - la vision d'une lampe suivie d'une chaleur de 45 degrés qui produit une dilatation vasculaire et une élévation du pléthysmogramme.

Au bout d'un certain temps la sonnerie ou la lampe provoquent seules des effets identiques. Bykov obtient à peu près les mêmes résultats en remplaçant la sonnerie et le froid par les mots qui les désignent. Puis sans prévenir le sujet il fait suivre la sonnerie par une chaleur à 45 degrés et dans tous les cas il observe une baisse du pléthysmogramme à la sonnerie, puis une baisse supplémentaire de chaleur. On voit que la répétition, non seulement dote l'excitant conditionnel du pouvoir de déclencher la réaction physiologique de l'excitant normal, mais lui assure l'avantage sur ce dernier en cas de concurrence. Toutefois, cette deuxième partie de l'expérience ne réussit que si le sujet

31. P. Kissel et D. Barrucand, *Placebos et effet placebo en médecine*, chap. VI, pp. 56 ss.

n'est pas averti. C'est donc bien par l'intermédiaire d'une croyance que la répétition agit. Une autre expérience de Bykov en témoigne.

Il associe à une sonnerie (32) une excitation douloureuse (température à 63 degrés). Puis, au cours d'une série d'expériences, il abaisse régulièrement l'excitant inconditionnel. Or la dernière des vingt expériences qui comporte une température à 43 degrés donne les mêmes effets vasoconstricteurs et la même sensation de douleur que la première. Bien évidemment le sujet ignore que la température a baissé. C'est donc la croyance qui rend douloureuse une excitation qui ordinairement ne l'est pas. Et cette croyance a bien été engendrée par l'association initialement répétée de la sonnerie et de la douleur.

Inversement, Bykov, associe une lumière à une sensation de chaleur non douloureuse (43 degrés). Puis, au cours de vingt nouvelles expériences, il augmente chaque fois la température d'un degré. Or les vingt expériences donnent la même réaction vaso-dilatatrice et la même impression, non douloureuse.

On voit que, dans ces expériences, la répétition crée un effet identique au sommeil hypnotique. Il est essentiel, avons-nous vu, pour que la suggestion se réalise que le sujet fasse corps avec l'idée. Les consignes de détente, l'invitation au sommeil avaient pour but de favoriser cette adhésion. La répétition agit de même. L'association toujours vérifiée de l'excitant conditionnel et d'un certain effet crée une habitu-

32. P. Kissel et D. Barrucand, *Placebos et effet placebo en médecine*, chap. VI, p. 56.

de qui favorise le glissement naturel d'un terme à l'autre. Nous ne jugeons plus, nous croyons. Or, si le jugement est une affirmation posée contre l'affirmation contraire, s'il suppose dédoublement et choix, la croyance est adhésion spontanée. Par l'intermédiaire de l'habitude, l'idée est introduite dans la conscience sans que nous pensions à son statut d'idée, sans mise en question ni interrogation. On crée ainsi insidieusement une nature et, par là, un être spirituel devient perméable à la suggestion.

L'examen de l'effet placebo témoigne d'un mécanisme identique. Généralement, le remède normal est d'abord administré régulièrement au malade. L'association toujours vérifiée de la cause et de son effet produit, là aussi, une croyance. C'est alors que, sans le dire, on remplace le remède normal par le placebo. La croyance dans l'effet attendu peut le provoquer (33) tout comme la suggestion reçue sous hypnose et pour les mêmes raisons : adhésion si totale à l'idée que le sujet n'a pas conscience que c'est une idée, qu'il la vit mais ne la pense pas.

Si l'on donne le placebo d'entrée, le mécanisme psychologique mis en œuvre reste identique. La confiance du malade en son médecin est fondée sur une habitude individuelle (il sait que les remèdes prescrits produisent généralement l'effet annoncé) ou sur l'expérience sociale dont il accepte les conclusions (les ordonnances médicales provoquent la guérison prévue par le médecin). La répétition crée la croyance et

33. On peut consulter sur ce point le tableau récapitulatif de Haas, dans Kissel et Barrucand, *Placebos et effet placebo en médecine*, pp. 36-40.

l'idée développe ses implications somatiques dans l'exacte mesure où aucune mise en question n'effleure la conscience du sujet.

Une très importante observation constitue la contre-épreuve de notre thèse. Si l'effet du placebo est présenté comme seulement probable, les résultats statistiques sont toujours nettement moins bons. Ainsi Volgyesi présente à des ulcéreux le même placebo de deux façons différentes. A un premier groupe de malades on explique qu'il s'agit d'un nouveau traitement "sensationnel" alors que l'infirmière dit au second groupe qu'on expérimente un médicament à effets plus ou moins connus.

On observe un excellent résultat dans 70 % des cas du premier groupe et un bon résultat chez 25 % seulement des cas du deuxième groupe (34). De très nombreuses expériences confirment cette observation (35). Elle ne doit pas surprendre. Si l'effet placebo est présenté comme simplement probable, ce n'est plus une croyance que l'on provoque, mais une hypothèse que l'on propose. Or la pensée d'une hypothèse enveloppe nécessairement la prise de conscience de sa nature d'hypothèse, c'est-à-dire l'éventualité de vérifier son contraire. Le sujet est alors inéluctablement projeté sur le plan de la réflexion ; il ne fait plus corps avec l'idée, il se dédouble. Et au fur et à mesure que la spontanéité s'abolit disparaissent les possibilités de suggestion.

---

34. Kissel et Barrucand, *Placebos et effet placebo en médecine*, chap. VII, p. 80.

35. Voir par exemple le protocole de Wied, Kissel et Barrucand, *Ibid.*, chap. VII, p. 80.

C'est donc bien cette unité d'un être adhérant pleinement à ses états mentaux qui en constitue l'essence. L'invitation au sommeil ou à la détente, la répétition rythmée d'une formule, l'utilisation de l'habitude ne sont que des procédés pour imprimer l'idée dans l'esprit sans par là même déclencher le processus réflexif. Tous ces moyens visent un même but : endormir le souci critique et substituer une croyance au jugement.

Ils ne diffèrent d'ailleurs qu'en surface. Sans doute l'hypnose utilise-t-elle la suggestion verbale généralement absente dans les expériences de Bykov et dans l'effet placebo. Mais celle-ci, avons-nous vu, libère un réflexe conditionné, soubassement premier du langage dont elle suspend les fonctions supérieures de communication et d'objectivation. La parole reçue par un esprit abandonné n'est alors qu'un signal éveillant l'image de la chose à laquelle elle fut autrefois associée. Elle est donc ici comparable à l'excitant conditionnel ou au placebo liés par l'habitude à certains effets. Dans chacun de ces domaines, l'esprit glisse naturellement d'un terme à l'autre. Les procédés de la suggestion sont donc très proches les uns des autres en dépit de leur apparente diversité.

On peut se demander si ces effets de la technique psychologique ne pourraient pas, dans certains cas, être naturellement donnés. Sans doute, tout homme, puisqu'il est homme, est conscient et par conséquent distant de ses pensées. Mais cette distance comporte des degrés. Certains ont tendance à l'accroître démesurément : ils sont naturellement dédoublés. D'autres, plus spontanés, adhèrent plus étroitement à la représentation ou à l'émotion du moment et se laissent fasciner par elle. La maladie mentale peut amplifier ces tendances jusqu'à la caricature. Si notre hypothèse est exacte, elle doit pouvoir être confirmée par une étude caractérologique comparative. Certains caractères constitutionnellement spontanés devraient être de bons candidats à l'hypnose. Par contre il devrait être difficile de réaliser des expériences de suggestion avec des caractères opposés. C'est ce que nous allons vérifier en étudiant les rapports de l'hypnose avec les structures hystériques et obsessionnelles.

Chapitre V

LES RAPPORTS DE LA SUGGESTION AVEC L'HYSTERIE ET LA NEVROSE OBSESSIONNELLE

Les études sur la psychologie du "bon candidat" à l'hypnose sont dans l'ensemble assez décevantes. Comme l'écrit Weitzenhoffer (1) :

"Quand on examine le matériel ainsi accumulé, on ne peut se défendre d'éprouver quelque confusion. les données ne font pas défaut, mais elles manquent de structure nette ; la note dominante est celle de l'ambiguité."

Nous ne retiendrons donc de ces études que les conclusions sur lesquelles s'est manifesté un certain accord. Elles sont peu nombreuses, mais cependant suffisantes pour étayer notre propos.

La personne chez qui l'hypnose réussit est en général sociable ; elle aime prendre part à la vie du groupe, pourra éventuellement se transformer en leader. Bref, elle apparaît comme extravertie. Sur ce point, la plupart des études convergent. Weitzenhoffer qui en a recensé un bon nombre écrit que :

"L'extraversion est à peu près le seul caractère montrant un certain degré de corrélation avec la suggestibilité." (2)

---

1. Weitzenhoffer, *Hypnose et suggestion*, chap. VI, p. 88.
2. Weitzenhoffer, *ibid.*, chap. VI, p. 85.

En ce qui concerne l'âge, 7 à 8 ans constituerait l'apogée de la suggestibilité (3). Comment interpréter ces résultats ?

L'introverti est occupé de ses sentiments, de ses pensées ou de ses rêves. Mais par la conscience qu'il en prend, il s'en distingue puisqu'il n'y a de conscience que par l'opposition du sujet et de l'objet. Sa vie intérieure est donc dédoublée entre un regard et le flux mental que ce regard embrasse. De l'introverti type, le "sentimental", Le Senne disait qu'il oublie de vivre pour se regarder vivre. L'extraverti au contraire est tourné vers l'objet : à la limite il s'y absorbe et s'y perd. Son adhésion à la représentation, à l'action n'est pas (ou est moins) troublée par une prise de conscience. Bref, il est plus spontané que l'introverti. Ainsi, les résultats des études sur la suggestibilité en fonction des personnalités s'éclairent bien dans la perspective théorique que nous avons essayé de définir.

Il en est de même pour l'âge. A 7, 8 ans l'enfant, comme l'a montré Piaget, est encore égocentrique. Qu'est-ce à dire sinon qu'il n'est pas capable d'adopter le point de vue d'un autre, qu'il adhère à son vécu sans le juger et par conséquent sans s'en détacher ? Dira-t-on que l'égocentrisme est un trait de toute l'enfance alors que c'est seulement vers 7 ans que la suggestibilité atteint son maximum ? Mais cette disposition implique outre l'égocentrisme un intérêt, une ouverture à autrui, comme le manifestent d'ailleurs les conclusions relatives à l'extraversion. Or c'est bien aux alentours de 7 ans que l'enfant encore égocentrique commence à se socialiser.

---

3. Weitzenhoffer, *Hypnose et suggestion*, chap. VI, p. 82.

Les quelques résultats avérés dont nous disposons ur les prédispositions à l'hypnose selon le caractère et 'âge semblent donc confirmer notre hypothèse : la uggestion ne peut germer et se développer que dans ın esprit unifié qui fait corps avec ses modifications et ıe s'en distingue pas pour les objectiver. Mais les différences entre les structures mentales, chez le normal, ont plus de degré que de nature. Extraversion et ntroversion, spontanéité et dédoublement sont des ypes idéaux que nul ne réalise jamais parfaitement. Elles expriment des tendances qui certes s'accusent au létriment des tendances contraires, mais sans les abolir. Les extravertis réfléchissent parfois sur euxnêmes, les introvertis, puisqu'ils vivent, prêtent juelque attention à l'objet.

Ces oppositions de personnalité peuvent au contraire être durcies par la maladie mentale. Une étude de caractérologie comparative sur le bon candidat à l'hypnose doit donc interroger les catégories psychiatriques. C'est dans cet esprit que nous examinerons deux névroses classiquement opposées : l'hystérie et la névrose obsessionnelle.

La suggestion, avec ou sans hypnose, a été classiquement rattachée à l'hystérie. Pour l'école de la Salpêtrière, il s'agit de deux névropathies, l'une naturelle et l'autre provoquée (4). Ce point de vue soutenu par Charcot sera constamment repris par ses élèves. Pierre anet est en cela leur héritier. On sait qu'il a toujours affirmé que l'hypnose est une conséquence de l'hysté-

---

. Barrucand, *Histoire de l'hypnose en France*, 1re partie, chap. I, p. 57.

rie (5). La meilleure preuve en est, selon lui, que lorsque l'hystérique guérit, les possibilités de suggestion disparaissent (6).

Mais déjà à cette époque cette assimilation est contestée. Bernheim, entre autres, la combat avec vigueur. Pour le maître de Nancy, la suggestion est un phénomène normal qui se retrouve chez tous et même, peu ou prou, dans toutes les activités humaines. Prenant le contre-pied de la thèse de la Salpêtrière, il n'hésite pas à écrire que "l'hystérie n'est pas un bon terrain pour l'étude de l'hypnotisme" (7).

Aujourd'hui, les positions sont moins tranchées mais aussi moins nettes ; on estime généralement que les névrosés sont moins hypnotisables que les normaux ; les hystériques légers seraient les plus hypnotisables des névrosés, mais l'hystérie grave serait réfractaire à l'hypnose (8). A première vue aucune conclusion nette ne peut semble-t-il être tirée de ces données. Mais, en réalité, le problème a été mal posé.

Rappelons en effet qu'il faut distinguer dans l'hypnose un processus essentiel et un procédé simplement commode pour le produire. L'essence du phénomène, c'est le pouvoir d'une pensée qui se transforme en sensation et finit par entraîner des modifications importantes dans la personnalité et sur le plan somatique. Le procédé consiste, avons-nous vu, à faire

5. Janet, *Médications psychologiques*, 2e partie, chap. III, § 5 p. 251.

6. Janet, *ibid.*, livre II, chap. 4, § 4, p. 276.

7. Barrucand, *Histoire de l'hypnose en France*, 2e partie, chap 4, p. 170.

8. Chertok, *L'hypnose*, pp. 65-66.

appel à l'autre pour concilier l'abolition de l'effort avec la concentration sur une seule idée. Ces deux aspects ne sont pas nécessairement liés comme en témoigne l'existence d'une autosuggestion. Mais comme l'hétérosuggestion est plus facile et généralement réussit mieux que l'autosuggestion, elle a été plus utilisée et considérée à tort comme l'essence du phénomène. Il y a là une confusion qui fausse d'emblée la position du problème des rapports de la suggestion avec l'hystérie.

Si nous nous en tenons à l'essence de la suggestion, puissance d'une pensée qui envahit l'esprit et finit par se somatiser, il est indubitable que l'hystérie en constitue le plus parfait exemple. Babinsky, après avoir soumis à la critique les prétendus symptômes organiques par lesquels on cherchait à caractériser cette névrose, les rejette tous. Le domaine de l'hystérie étant ainsi déblayé, il montra toute la valeur dans la genèse des accidents hystériques, du rôle de la suggestion et de la suggestion seule, qu'il s'agisse d'autosuggestion, d'hétérosuggestion ou même de suggestion médicale, d'où le nom de pithiatisme qu'il attribue à la "grande névrose". Janet montre que lorsque le malade s'améliore la suggestibilité diminue. On a même pu soutenir qu'il n'y avait pas de suggestion authentique possible hors d'un terrain hystérique. D'ailleurs, la conversion somatique est la caractéristique essentielle de l'hystérie. Elle implique bien une aptitude exceptionnelle à la suggestion puisque ici l'idée non seulement devient croyance mais parvient à s'incarner. Une pensée inconsciente peut produire chez l'hystérique une paralysie, une douleur dont on vérifie aisément l'origine mentale puisque les zones anatomiques qu'elles concernent relèvent de centres nerveux disparates. Bref l'hystérie constitue un état de suggestibilité en quelque sorte naturel.

Dans ces conditions, il n'est pas très important de mesurer le degré de réussite de l'hétérosuggestion chez les hystériques. L'essentiel est ailleurs. Tout au plus pourra-t-on s'étonner que sur un terrain si propice à la suggestion, l'hétérosuggestion ne réussisse pas toujours aussi parfaitement qu'on pourrait s'y attendre. Il est possible que le sujet soit déjà en quelque sorte saturé de fantasmes provoqués par ses conflits. Il y adhère, les convertit en hallucinations ou en somatisations, manifestant par là la structure hystérique ; mais il reste indisponible pour de nouvelles suggestions ne s'intégrant pas à son univers morbide. C'est sans doute pour cette raison qu'un observateur aussi averti que Chertok peut affirmer à la fois "que les névrosés sont moins hypnotisables que les gens normaux" (9) et que parmi ces derniers chez les bons sujets, "pour autant que la structure hystérique se prolonge dans la normalité, on peut parler chez ces sujets de composante hystérique" (10).

Le même auteur semble d'ailleurs faire sienne cette hypothèse d'une indisponibilité à l'hypnose par saturation. Il l'exprime dans le langage de la théorie psychanalytique de l'hypnose.

"Le symptôme hystérique étant lié à des émois à l'égard des personnages du passé, ces malades refusent de nouveaux rapports transférentiels avec l'hypnotiseur ; tout se passe comme s'ils refusaient de

9 et 10. Chertok, *L'hypnose*, p. 65.

reconsidérer le problème et de renoncer à leurs bénéfices secondaires" (11).

Les "hystériques moins profondément atteints seront de bons sujets" (12) car l'aptitude à la suggestion n'est pas alors confisquée au seul profit des conflits du sujet.

La tradition psychiatrique oppose à l'hystérie la névrose obsessionnelle. Nous serons beaucoup plus brefs sur les rapports de la suggestion avec cette structure morbide car sur ce point les avis sont unanimes. Pierre Janet ne parvient pratiquement pas à hypnotiser ses "psychasténiques" malgré ou peut-être à cause de toute leur bonne volonté. Bernheim avec "la maladie des obsessions" ne connaît que des échecs (13). Plus récemment Chertok avoue n'avoir pas rencontré parmi les "bons" sujets de structure obsessionnelle (14).

Ainsi les faits correctement interprétés imposent une conclusion nette : l'hystérie constitue le terrain privilégié de la suggestion à condition de ne pas en confondre l'essence avec l'hétérosuggestion. La structure obsessionnelle, au contraire, est un obstacle à sa réalisation. Si notre hypothèse initiale sur la nature de la suggestion et de l'hypnose est exacte, elle doit être confirmée par l'étude de ces deux névroses. Nous devons retrouver dans "l'état mental des hystériques" les traits essentiels du vécu hypnotique et chez l'obses-

---

11. Chertok, *ibid.*, p. 66.

12. Chertok, *ibid.*, p. 66.

13. Barrucand, *Histoire de l'hypnose en France*, 2e partie, chap. I, p. 126.

14. Chertok, *L'hypnose*, p. 65.

sionnel leur opposé. C'est donc à titre de confirmation de notre interprétation des faits de suggestion qu'il faut maintenant entreprendre l'étude de l'hystérie et de la névrose obsessionnelle.

Pierre Janet a donné de ces deux névroses une description très complète. C'est à ce travail que nous allons nous référer. L'interprétation psychanalytique qui a quelque peu éclipsé l'œuvre du maître français, si elle apporte certes des éléments nouveaux, ne la rend nullement caduque. Car de l'aveu même de son auteur la thèse freudienne comporte des lacunes et appelle un complément. L'explication de Janet et celle de Freud sont peut-être plus complémentaires que contradictoires. L'un et l'autre dégagent à propos de l'hystérie deux paramètres différents. C'est l'un de ces paramètres, la spontanéité entendue comme coïncidence du sujet avec son vécu, que nous chercherons à préciser à travers l'"Etat mental des hystériques".

L'hystérique est moins capable qu'un autre de fixer son attention sur une tâche un peu longue : la lecture et la compréhension d'un texte par exemple. Un rien peut le distraire du travail entrepris. Et pourtant, ce distrait pathologique peut être absorbé par une représentation, au point que tout le contexte lui devienne inconscient. Pierre Janet cite le cas d'une malade qui présente des points corporels hyperesthésiés (15) : le simple frôlement de ces points provoque chez elle la douleur. Or, quand elle est occupée par un travail, ou une simple conversation, la malade, en

15. P. Janet, *L'automatisme psychologique*, chap. III, § 4, p. 190.

quelque sorte fascinée par l'intérêt, oublie tout le reste, au point que le psychiatre peut pincer brutalement les points sensibles sans parvenir à la distraire. L'hystérique s'absorbe dans la représentation actuelle ; ne prenant à son égard aucune sorte de recul, il ne la situe pas dans un contexte plus large. Quand Berthe "... pense à la Salpêtrière, elle prétend y avoir été toute sa vie et oublie les rues de Paris. Quand elle rêve aux rues de Paris, elle ne connaît plus la Salpêtrière et ne sait plus s'y diriger. Maria se fixe si bien sur une idée qu'elle devient incapable de sentir aucune impression extérieure ; on peut la soulever et la porter d'une chambre dans une autre sans qu'elle s'en aperçoive" (16).

Janet raconte que la même Berthe fascinée par les boutons du corsage d'une dame se met à les arracher. Quand on l'arrête, elle avoue : "... un rien m'attire et j'oublie tout". Bref, l'hystérique, comme le dit fort bien l'une de ces malades, "tombe dans une idée comme dans un précipice (17)" et remonte très difficilement la pente.

La contradiction n'est qu'apparente. L'hystérique coïncide avec ses représentations, il ne prend à leur égard aucune sorte de recul. Par cette distance que l'homme normal prend à l'égard de sa représentation, il la situe dans un contexte et la met, en quelque sorte, en concurrence avec d'autres : si par exemple on lui présente une image, il sait que l'image montrée n'est

16. Janet, *L'Etat mental des hystériques*, 2e édition, Alcan, Paris 1911, 1re partie, section 2, § 4, p. 235.

17. Janet, *ibid.*, 1re partie, section 2, § 4, p. 235.

qu'une image, qu'elle témoigne de l'intérêt qu'a pour lui celui qui la lui présente, qu'elle est plus ou moins ressemblante, qu'il perd son temps à la regarder, etc. L'hystérique au contraire adhère pleinement à sa perception, il est sa perception et rien d'autre. On comprend par là que le contexte lui devienne inconscient.

Mais on peut expliquer du même coup son impuissance à prêter attention à une tâche un peu complexe. Pour comprendre un texte, par exemple, il faut replacer chacun des éléments qui le constituent dans un ensemble organique. Je dois cesser d'adhérer à telle formule frappante, à telle image évocatrice, pour la situer dans un sens général qu'elle contribue à préciser. Mais, bien évidemment, pour s'élever ainsi à la pensée de l'ensemble, il ne faut plus coïncider avec l'élément. Bref, toute tâche un peu complexe suppose la pensée d'un ordre temporel. Mais on ne pense le temps qu'à la condition de renoncer à le vivre. Or l'hystérique reste sur le plan du vécu.

C'est ce que confirment les troubles de la mémoire, si fréquents dans cette névrose. Tel malade relit interminablement la même page d'un roman (18) : en effet, parvenue à la fin elle a oublié le début. Une autre ne peut répondre qu'à de courtes questions sinon elle ne peut réaliser la synthèse de ce qu'on lui demande (19). Une troisième oublie ses propres phrases et interroge ses interlocuteurs : "qu'est-ce que je disais ?" (20).

18. P. Janet, *L'état mental des hystériques*, 1re partie, 1re section : "Les stigmates mentaux de l'hystérie", chap. II, § I, p. 80.

19. P. Janet, *ibid.*, 1re partie, 1re section, chap. II, § 1, p. 80.

20. P. Janet, *L'état mental des hystériques* - "Les stigmates mentaux de l'hystérie", 1re partie, 1re section, chap. II, § 1, p. 80.

Pourtant, les souvenirs ne sont perdus qu'en apparence. En réalité, le malade en dispose pour modeler son comportement de telle ou telle manière. Célestine prétend avoir tout oublié de Janet et des faits ayant quelque rapport avec lui. Mais elle sélectionne très précisément ses oublis en fonction de ce critère : est oublié ce qui a rapport à Janet, et cela seulement. Le critère est inconscient mais agissant pour déterminer un choix aussi précis. De même, un autre malade qui dit ne plus se souvenir d'une pénible expérience, au cours de laquelle un chien enragé l'avait mordu, témoigne de la peur à l'égard des chiens rencontrés (21). Bref, le souvenir est inconscient. Pourquoi ?

On a vu que Pierre Janet explique ces traits de l'hystérie par une incapacité à la synthèse, un rétrécissement pathologique chez le malade du champ de la conscience. On comprendrait par là son impuissance à se concentrer sur une tâche longue et complexe, l'oubli du début de la page, du roman ou de la question posée. Les anesthésies, autres stigmates de cette névrose, relèveraient d'une explication identique. La "griffe du diable" que l'on cherchait au Moyen Age chez les présumées sorcières ne serait qu'une anesthésie par distraction, analogue à celle dont nous avons donné l'exemple plus haut. L'hystérique ne disposerait pas d'un faisceau de conscience suffisamment étendu pour appréhender la totalité de son corps. Et c'est pourquoi les sensations qui ne tombent pas sous le faisceau étroit de son attention présente sont

21. P. Janet, *L'état mental des hystériques*, 1re partie, 1re section, chap. II, § 2, p. 88.

inconscientes. Comme l'animal dont parlait Biran, l'hystérique les sent "sans se savoir sentant". Et Janet met en évidence que la sensation, bien qu'inconsciente comme le souvenir, a été enregistrée et reste parfois agissante.

La distinction que nous avons précédemment établie entre une synthèse spontanée et une synthèse réfléchie du temps éclaire ces observations. Bien évidemment l'hystérique comme chacun accède à la synthèse spontanée : s'il voit les couleurs, entend les sons comme l'homme normal, il faut bien qu'il globalise les vibrations qui les composent. Et sans doute est-il lui aussi capable de saisir l'unité d'une courte phrase du langage parlé ou musical. Or, avons-nous vu, s'il y a une synthèse partielle, il faut admettre la synthèse totale. Chez lui comme chez tous, le passé se conserve donc et pourra influencer inconsciemment la conduite. Cependant, il ne présentifie spontanément qu'un étroit fragment de sa durée et en cela encore il est identique à l'homme normal. Mais lorsqu'il s'agit d'embrasser une étendue plus large de passé, on sait que celui-ci en reconstruit le cours dans une aperception pensée et voulue. Cette synthèse réfléchie à cause du recul qu'elle implique est difficile à l'hystérique dont la vie se déploie sur le plan de la spontanéité. Il est donc réduit aux possibilités limitées de la synthèse naturelle.

Et c'est ce qui explique son incapacité à saisir, par exemple, l'unité organique d'un texte ou d'une consigne d'action un peu complexe. Bref, l'étroitesse du champ de conscience, soulignée à juste titre par Janet, témoigne de son impuissance à s'élever d'un plan à l'autre, à passer de la spontanéité à la réflexion.

Les souvenirs lointains ne sont pas récupérés car ils ne sont pas dominés par la pensée, intégrés dans un ensemble que la personne ordonne et structure, car elle est à distance de lui. Mais ces souvenirs, non pensés, peuvent cependant modeler un comportement lorsque la situation présente les évoque par le jeu des lois de l'association. Ils sont inconscients, mais agissants. C'est ce que note Janet :

"... il ne suffit pas pour que nous ayons conscience d'un souvenir que telle ou telle image soit reproduite par le jeu automatique de l'association des idées, il faut encore que la perception personnelle saisisse cette image et la rattache aux autres souvenirs, ou sensations nettes ou confuses, extérieures ou intérieures, dont l'ensemble constitue notre personnalité" (22).

Pour Madame D, une malade de Janet, le souvenir reste inconscient quand la personnalité est en cause, chaque fois qu'il faudrait dire "je me souviens". Par contre, le souvenir est récupéré dans le rêve, le sommeil hypnotique, les actes irréfléchis, ou lorsque la malade est distraite par quelque autre opération consciente. Janet remarque que : "le souvenir, même pendant le somnambulisme, n'existe qu'à une condition : il faut que la malade ne se rende compte de rien et réponde automatiquement aux questions, par association mécanique des idées, sans réfléchir, sans avoir la perception personnelle de ce qu'elle fait" (23).

---

22. Janet, *L'Etat mental des hystériques*, 1re partie, 1re section, chap. II, § 3, p. 91.

23. Janet, *ibid.*, 1re partie, 1re section, chap. III, § 2, p. 122.

Ainsi l'hystérique peut utiliser ses souvenirs mais il n'en dispose pas consciemment car il est moins capable qu'un autre d'échapper au courant de conscience de la durée vécue pour le survoler par la pensée. L'étroitesse du champ de conscience est liée à l'hyper-spontanéité. C'est ce qui semble résulter de l'interprétation que Janet donne du cas Irène dans son cours au Collège de France (24). Irène revit, hallucinatoirement, la scène dramatique de la mort de sa mère. Revenant sur sa première interprétation et revendiquant le droit de changer, Janet déclare que cette réminiscence n'est pas un acte authentique de mémoire (25). La vraie mémoire en effet est une conduite sociale (26) : elle suppose un récit qui s'adresse à quelqu'un, qui répond à une question. La réminiscence hallucinatoire d'Irène n'a aucun de ces caractères.

Mais un acte social implique une décentration par laquelle, m'arrachant à ma perspective propre, j'épouse celle d'autrui pour m'en faire comprendre. Ainsi, Irène guérie, rapportant la mort de sa mère, en adapte le récit au contexte dans lequel il se déroule ; elle tient même compte, avec finesse, de l'interlocuteur taisant par exemple, lorsque Janet n'est pas seul, l'ivrognerie du père dont elle a honte (27). Bref, elle se place au point de vue de l'interlocuteur.

---

24. Pierre Janet, *L'Evolution de la mémoire et de la notion du temps*, Boivin, Paris 1928, Tome 2, chap. II, Le Récit, p. 203.

25. Janet, *ibid.*, p. 211.

26. Janet, *ibid.*, pp. 213, 218, 220, 260, etc.

27. Janet, *ibid.* p. 213.

Or, comme l'objet de son discours est une portion de sa durée intérieure, il faut bien qu'elle en sorte pour l'ordonner dans un récit intelligible à autrui. Ainsi que Piaget devait le montrer par la suite à propos des enfants, la prise en considération de l'autre dans une conduite authentiquement sociale, le dépassement de l'égocentrisme qui implique la rupture de la spontanéité initiale, l'accès à la pensée des relations objectives, sont trois thèmes indissolublement liés (28). Irène est malade lorsqu'elle *vit*, hallucinatoirement, un souvenir traumatique ; lorsqu'elle *pense* le souvenir, lorsqu'elle en sort pour le raconter elle est guérie. Il semble donc légitime d'affirmer que pour Janet l'hystérie implique une coïncidence de soi à soi, une hyper-spontanéité et des difficultés pour prendre à l'égard de soi quelque recul.

D'ailleurs cette sortie de soi reste nécessaire pour prendre conscience du présent en tant que tel. En effet, le présent n'est pensé comme tel, note Janet, que si on le classe par rapport au passé et à l'avenir (29). La pensée du présent implique donc un acte de mémoire et par conséquent un récit ; le présent est un mélange de récits et d'actions (30). Or, comme nous l'avons vu, le récit est une conduite sociale à la faveur de laquelle nous nous arrachons à notre spontanéité, pour nous placer au point de vue de l'autre. Pour dire

---

28. P. Janet, *L'Evolution de la mémoire et de la notion de temps*, premier chap., p. 14 et Piaget, *Le langage et la pensée chez l'enfant*.

29. Janet, *ibid.* chap. XIII, "Le Présent", p. 307.

30. Janet, *ibid.*, pp. 310-311.

que mon présent est un présent, ma pensée doit se dégager de l'acte effectué, le situer dans une perspective temporelle avec laquelle elle cesse de se confondre puisqu'elle la domine. Le récit du présent est donc le propre d'un homme dédoublé (31). Et peut-être est-ce parce que l'hystérique se dédouble moins qu'un autre qu'il lui arrive souvent d'agir sans avoir conscience de son action.

Nous aboutirions à des conclusions analogues en étudiant l'aboulie, autre conséquence importante de l'hystérie. Les actes les plus simples posent aux malades un retoutable problème : Marcelle met deux minutes pour donner au médecin son crochet, 1/4 d'heure pour lui remettre un crayon (32). Une autre malade ne parvient pas à prendre une aiguille et du fil et il faut fractionner l'acte en plusieurs jours. Pourtant, l'acte est effectué sans problème si la malade n'en prend pas conscience. Telle malade, incapable de placer consciemment un chapeau sur une patère, le fait très normalement en état d'hypnose. Mais si on l'arrête et si on l'interroge avant l'achèvement de l'acte, elle nie être en train d'exécuter l'acte commandé. Elle ne sait pas, note Janet, que c'est un chapeau, qu'il est à moi, qu'elle le prend pour me rendre service. Berthe, habile ouvrière, fait de fort jolies choses. Mais, dit-elle,

"ce n'est plus moi qui travaille ce sont mes mains. Elles n'exécutent pas trop mal mais sans que j'y sois

31. P. Janet, *L'évolution de la mémoire et de la notion de temps*, chap. I, p. 3.

32. P. Janet, *Etat mental des hystériques*, 1re partie, 1re section, chap. III, § 2, p. 122.

pour rien. Quand c'est fini je ne reconnais pas du tout mon ouvrage, je constate que c'est bien, mais je me sens tout à fait incapable d'avoir fait cela... Si on me disait : ce n'est pas toi qui l'as fait, je répondrais : c'est vrai ce n'est pas moi... Quand je veux chanter, impossible, et d'autres fois j'écoute ma bouche qui chante très bien cette chanson... Ce n'est certainement pas moi qui marche, je suis comme un ballon qui rebondit tout seul... Quand je veux écrire je ne trouve rien du tout à dire, ma tête est vide, il faut que je laisse ma main écrire ce qu'elle voudra et alors, elle remplit quatre pages, tant pis si c'est absurde... Quand je compte j'écris le résultat mais je sais bien que je ne l'ai pas trouvé... Je ne comprends plus rien à mes idées, elles tombent toutes seules, on dirait qu'elles sont écrites sur un grand rouleau qui se déroule devant moi... Je ne suis plus rien qu'un polichinelle dont quelqu'un tient la ficelle, tout s'éloigne de moi, je ne suis plus là que pour représenter" (33).

Bref, le malade réussit parfaitement une tâche même complexe à la condition d'être si totalement engagé dans l'action qu'il fait corps avec elle. Exactement identifié à l'acte qu'il effectue, il ne dispose plus du recul nécessaire pour juger que c'est tel comportement qu'il accomplit et non tel autre, que c'est lui qui agit. Il perd corrélativement la conscience de son identité personnelle et de l'œuvre à exécuter. La dis-

---

33. P. Janet, *ibid.*, 1re partie, 1re section, chap. III, § 2, pp. 127-128.

tinction du sujet et de l'objet s'abolit au profit d'une unité dynamique, sans aucune faille (34).

La distinction déjà établie entre deux manières de synthétiser le temps éclaire la corrélation observée entre la réussite de l'acte et la condition de cette réussite, son inconscience.

Vérifions-le. Bergson a établi que le mouvement est une synthèse mentale. Dans l'espace seul, un mobile est toujours arrêté car l'espace n'a rien conservé des positions précédentes (35). Il n'y a de mouvement que pour une mémoire capable d'articuler à la perception actuelle du mobile le souvenir des positions passées. Il s'agit donc bien d'une synthèse du temps. Mais elle peut revêtir deux aspects.

Si comme nous venons de le formuler, ce sont les positions antérieures du mobile que j'évoque les juxtaposant par la pensée à la position actuelle, j'obtiens les résultats du mouvement, c'est-à-dire la trajectoire. Mais la trajectoire n'est pas le mouvement. Ce n'est pas du "se faisant" mais du "tout fait". Je sais qu'il y a eu mouvement ; je n'éprouve pas directement ce mouvement. Comment s'en étonner puisqu'une position n'est pas un passage mais un arrêt : la synthèse des arrêts ne produit pas la mobilité.

L'apprentissage d'un geste sportif complexe illustre bien cette synthèse spatiale qui ne retient du

---

34. Cet état de parfaite coïncidence avec soi-même est recherché comme un idéal de vie par certaines écoles orientales. L'hystérie réalise naturellement un mode d'existence que les adeptes du Zen poursuivent à travers une longue et difficile ascèse.

35. Voir chap. II de *L'essai sur les données immédiates de la conscience*, auquel nous nous référons ici.

mouvement que les positions par lesquelles il passe. Le débutant doit décomposer le mouvement complexe en gestes élémentaires et les enchaîner selon un certain ordre. Mais, durant ce temps d'assimilation, il reste sur le plan de l'espace. D'une part, en effet, les divers repères qui jalonnent l'effort d'apprentissage sont des positions du corps dans l'espace ou des positions des membres les uns par rapport aux autres. Ces positions sont autant d'arrêts prélevés sur la continuité du mouvement. D'autre part, la pensée d'un ordre temporel des actes implique nécessairement la spatialisation du temps. En effet, pour ordonner des moments de notre durée, il faut pouvoir les comparer et pour cela d'une part distinguer nettement le passé du présent, d'autre part conserver ce passé distinct lorsque le présent a pris sa place. Or cela n'est possible que si l'instant est symbolisé par un point sur une ligne (36). Ainsi, celui qui apprend un geste, inconsciemment, se situe et se voit dans l'espace. Il est géomètre.

Mais celui qui a appris le mouvement et le possède à fond n'a que faire de ces repères spatiaux. Il dira qu'il "sent" le mouvement. Qu'est-ce à dire sinon qu'il épouse un certain rythme temporel. Les diverses phases de l'acte ne sont plus saisies les unes à côté des autres, comme des points dans l'espace mais fondues les unes dans les autres comme les notes de la phrase musicale (37). Et d'ailleurs, ce n'est que pour une pen-

---

36. Bergson, *Essai sur les données immédiates de la conscience*, chap. II, p. 59.

37. Bergson, *ibid.*, p. 75.

sée asservie à l'espace que le mouvement se décompose en phases. En réalité il a son unité propre comparable à une unité mélodique. C'est cette unité qu'à la différence du débutant saisit l'expert : il n'est plus géomètre mais musicien. La synthèse qu'il opère n'est plus quantitative, juxtaposition de points dans l'espace, mais qualitative (38).

Peut-être est-ce dans la danse que l'on saisit le mieux ce temps de la spontanéité. Grâce à la médiation de la musique, la danseuse accède mieux que le pratiquant d'un sport au mouvement pur. Et peut-être sa grâce émeut-elle par la révélation d'une coïncidence avec soi-même, d'une spontanéité (sans doute durement conquise) qu'en accédant au plan de la volonté nous avons perdue et dont nous gardons la nostalgie.

Celui qui vit le mouvement pur en effet ne se dédouble pas. Je ne puis considérer de l'extérieur le "se faisant" du mouvement. Car ce n'est pas une chose susceptible d'être projetée devant moi dans l'espace, mais l'acte même de ma conscience vivant le temps. Or ce vécu ne saurait être objectivé et pensé de l'extérieur. La durée s'éprouve mais ne se pense pas, si du moins on entend par pensée la détermination de l'objet par des rapports universels. Et c'est pourquoi un spécialiste d'un sport pourra être incapable d'expliquer un geste pourtant parfaitement possédé. Si, dans un but pédagogique, il tente cependant cette explication et s'efforce de considérer son mouvement du

---

38. Bergson, *Essai sur les données immédiates de la conscience*, chap. II, p. 83.

point de vue d'autrui, il le fige. Il tend entre des positions immobiles une trajectoire également immobile au lieu de vivre intérieurement le passage d'une position à l'autre. Il passe de la perspective du musicien à celle du géomètre. Son mouvement “ne bouge plus”. Il perd l'essence du geste pour l'enseigner.

Ainsi donc, on peut dire que tout mouvement est inconscient, puisque toute conscience suppose une mise à distance qui fige la mobilité. C'est ce qui explique que l'attention portée à des conduites habituellement bien maîtrisées puisse les désorganiser.

Toutefois l'homme normal parvient à assumer deux personnages. Le moniteur sportif, inconsciemment, effectue une sorte de va-et-vient entre le geste pur vécu comme un rythme musical et sa traduction spatiale ; il s'efforce de coordonner ces deux registres différents. Il est tour à tour musicien et géomètre. Mais comme lorsqu'il est géomètre, il pense objectivement la trajectoire de son geste, il s'imagine être conscient du mouvement alors qu'il réfléchit seulement sur sa caricature morte.

Nous sommes tous semblables au moniteur sportif. Mais l'hystérique assume plus difficilement ce double rôle. Nous savons qu'il se situe naturellement au niveau “des données immédiates de la consicence” que le recul à l'égard de lui-même lui est plus difficile qu'à un autre. La synthèse réfléchie et en quelque sorte artificielle du mouvement lui posera donc davantage de problèmes. Et c'est pourquoi elle troublera le comportement plus que chez l'homme normal.

Dans cette perspective s'éclairent les nombreuses observations des psychiatres sur les conditions de réussite d'un acte par l'hystérique. Telle malade quasi impotente danse, ou nage, en état de somnambulisme. Telle autre qui fait un score dérisoire au dynamomètre (effort conscient pour obéir au psychiatre) est capable dans le feu de l'action (sans y penser explicitement) de réaliser des prouesses physiques : elle soulève des fauteuils avec aisance pour faire le ménage, rosse sous l'effet de la colère des hommes vigoureux (39).Des temps de réaction de ces malades, démesurément longs, sont très diminués s'ils ne prêtent pas attention à l'acte effectué (40). Toujours on note que l'efficacité est inversement proportionnelle à l'effort déployé et à la conscience de l'acte (et nous savons que l'effort et la conscience sont corrélatifs). Parfois, le malade est le premier surpris de cette constatation ; il perçoit bien que le succès de ses tentatives est lié à une dépersonnalisation. Aussi pourra-t-il attribuer à quelques forces étrangères les effets heureux d'une activité, qu'il n'a pas expressément voulue et maîtrisée. Ainsi, telle malade, dont Janet étudie les temps de réaction par un dispositif expérimental, a une crise d'extase mystique. Les temps de réaction deviennent alors très courts, bien que l'expérimentateur fasse tout son possible pour la distraire. Après l'expérience elle dira :

"Je crois avoir toujours appuyé sur l'appareil comme vous me le demandiez. Le Bon Dieu a dû diriger ma main pour qu'elle puisse vous obéir car pour moi je ne pouvais plus y faire attention" (41).

---

39. Janet, *Etat mental des hystériques*, 1re partie, 1re section chap. IV, § 1, p. 143.

40. Janet, *ibid.*, 1re partie, 1re section, chap. IV, § 1, p. 138.

41. Janet, *Névrose et idée fixe*, Alcan, Paris 1898, Tome 1, chap II, p. 99.

Tous ces faits manifestent que la vie de l'hystérique ne peut se déployer avec quelque efficacité que sur le plan de la spontanéité. Son incapacité à fixer l'attention sur une tâche complexe, son absorption dans une représentation qui le fascine, son impuissance à évoquer consciemment des souvenirs qui pourtant influencent son comportement, l'étroitesse de son champ de conscience, son égocentrisme, la forme très particulière de son aboulie qui lui interdit l'accomplissement volontaire et conscient d'actes parfaitement réussis lorqu'il ne pense pas à leur exécution, bref chacun des traits que Pierre Janet reconnaît aux hystériques s'inscrit dans un vécu temporel spécifique. L'hystérique coïncide avec la mouvance de la durée mais il ne s'en distancie pas pour s'en donner une vue d'ensemble. Il vit dans le temps mais ne pense pas le temps et ne se pense pas dans le temps. Sans doute réalise-t-il naturellement cette expérience de la durée pure que Bergson a cherché à définir, et qui est si difficile à éprouver pour celui qu'une longue habitude a engagé bien avant dans les voies de l'effort, de la réflexivité et de la conscience de soi.

Nous reconnaissons là les caractéristiques essentielles du vécu hypnotique telles que nous les avons définies. On comprend ainsi que la structure hystérique constitue le terrain privilégié de la suggestion. Mais si notre interprétation de l'hypnose est exacte, on doit rencontrer dans la névrose obsessionnelle des traits contraires. Puisqu'il est avéré que le névrosé obsessionnel est difficilement perméable à la suggestion et à l'hypnose, sa description devrait donc avoir valeur de confirmation de notre thèse.

Contrairement à l'hystérique, un sujet atteint de

névrose obsessionnelle est incapable de coïncider avec son vécu. Janet remarque que les phénomènes primaires, l'acte normal, le plaisir, ou la douleur, la croyance ou le refus, le sentiment, sont supprimés ou du moins altérés et remplacés par d'incoercibles ruminations. Ainsi, telle personne cultivée suit au théâtre une pièce qui la captive. Mais elle refuse de s'abandonner au plaisir esthétique, car il lui faut d'abord "remettre droites ses idées sur Dieu" (42). Telle autre en proie à une compulsion analogue échappera même aux douleurs de l'accouchement, remplacées par d'épuisantes réflexions auxquelles elle ne parvient pas à se soustraire.

Ce qui frappe dans ces exemples, c'est l'effort de synthèse pour embrasser la totalité de l'existence, même si cet effort se produit hors de propos et n'aboutit pas. Contrairement à l'hystérique qui coïncide avec la durée vécue (ce qu'un observateur non philosophe traduira en affirmant qu'il vit dans l'instant présent), l'obsessionnel s'efforce d'embrasser continuellement la totalité de son existence et ne se reconnaît pas le droit de se soustraire à cette impérieuse obligation, même si le présent est séduisant ou urgent. On peut comprendre par là tous les traits par lesquels les cliniciens ont caractérisé cette "folie lucide". Dans le doute l'idée est interminablement confrontée avec d'autres idées, autrefois pensées, et qui la concurrencent. L'indécision, l'hésitation, supposent la pensée des conséquences lointaines et la confrontation de

42. Pierre Janet, *Les obsessions et la psychasthénie*, Alcan, Paris 1903, 2 tomes, 1re partie, chap. III, 2e section, § 4, p. 371.

l'acte envisagé avec d'autres comportements possibles. De même, le scrupule à propos d'actes sans importance témoigne d'une incapacité à coïncider avec son action, d'un effort pour la situer dans un vaste ensemble qui enveloppe la pensée des conséquences, des principes, bref la vie entière.

On expliquera de façon identique l'absence d'hallucinations chez ces sujets, l'impossibilité de les hypnotiser. L'image reste toujours chez eux pauvre et schématique ; contrairement à l'hystérique, chez qui l'idée tend à développer ses virtualités sensorielles parce qu'elle est isolée dans l'esprit et que le sujet y adhère pleinement, la suggestion chez l'obsessionnel est toujours reçue dans un contexte d'idées différentes et parfois rivales. Malgré toute sa bonne volonté, l'obsessionnel sait que la suggestion n'est qu'une suggestion, qu'elle peut échouer, qu'il tente une expérience pour complaire au médecin. La suggestion est vite neutralisée et comme étouffée par ce voisinage mental.

Au fond les deux névroses constituent deux réponses opposées à un même problème. Le sujet ne parvient pas à étreindre sa propre vie, à se donner une vision synthétique nette de la durée globale de son existence. Mais tout se passe comme si l'hystérique s'accommodait, sans remords, de cette impuissance. Il ne coïncide qu'avec une portion très limitée de temps. Il en découle que le temps vécu, que sa conscience n'embrasse pas, mais qu'il synthétise puisqu'il dure, va nourrir une vie inconsciente. L'obsessionnel au contraire conserve le souci d'appréhender la totalité de son existence dans le temps et ne se résigne pas à son incapacité à le faire, d'où cet effort exténué pour étreindre un passé dont il ne parvient pas à s'assurer, et pour en confronter les fragments. Et c'est pourquoi, contrairement à l'"idée fixe" des hystériques, l'obsession ne se développe pas automatiquement mais seulement grâce à la volonté du sujet qui s'en fait une obligation active. C'est toute la personnalité de l'être (43) qui est engagée dans l'obsession, alors que les accidents hystériques témoignent au contraire d'un clivage du moi. Bref, la rumination mentale des obsédés constitue le pendant des amnésies hystériques. Là où l'un oublie allégrement, l'autre perpétue douloureusement son effort pour embrasser un passé qu'il domine mal.

Pierre Janet cite le cas d'un obsédé si préoccupé de savoir si les femmes rencontrées sont laides ou jolies qu'il doit se faire suivre d'un domestique chargé d'apprécier chaque cas. Au cours d'un voyage le serviteur distrait oublie d'observer la buraliste du chemin de fer et a l'imprudence de l'avouer. Il devra revenir à la gare pour délivrer son maître d'affreuses perplexités (44). Un autre malade doit se remémorer avec précision les divers aspects du paysage et n'hésite pas à refaire le voyage pour apaiser ses scrupules, s'il a quelques doutes (45). Ces deux sujets manifestent le souci d'appréhender leur vie dans la totalité de son déroulement temporel. Sensible au charme féminin, l'un ne se reconnaît pas le droit de s'abandonner au

---

43. Janet, *Les névroses*, Flammarion, Paris 1909, 1re partie, chap. I, § 5, p. 35.

44. Janet, *Les névroses*, chap. II, § 3, p. 52.

45. Janet, *ibid.*

laisir d'une impression de beauté actuelle, s'il sait, our avoir eu autrefois d'autres ravissements esthé-iques, qu'il existe ailleurs d'autres beautés, peut-être upérieures. Il lui faut donc comparer et s'assurer de a valeur de cette comparaison contre d'éventuels ublis. Chez le second, le souci de dominer le temps st également manifeste. Et c'est ce souci qui consti-ue le dénominateur commun des oscillations de 'obsédé, de ses interminables interrogations, de 'amour de l'ordre, de l'entêtement, du besoin de oordination logique, de la rigidité des conduites, des olères lorsqu'on vient entraver le déroulement de ses lans, des inhibitions (refus de l'immédiateté), traits ue la clinique reconnaît classiquement aux obsédés.

Or nous savons que pour penser le temps il faut enoncer à le vivre et se distancier de ses actes (46). 'obsédé vérifie cette loi ; mais de même que sa pen-ée du temps est une caricature de l'effort de l'homme olontaire pour dominer sa vie, la conscience de soi va rendre chez lui, par son ampleur exagérée, des carac-ères morbides. Le plus fréquent est un sentiment de épersonnalisation que l'on rencontre chez tous ces nalades. Le sujet se sent étranger à lui-même. Il effec-ue correctement les actes, tout en ayant l'impression ue ce n'est pas lui qui parle, qui sent, qui agit (47).

6. Voir notre chap. II.

7. A l'inverse de l'hystérique, c'est au moment même où il agit ue l'obsessionnel se sent étranger à son acte, dont il est parfaite-nent conscient. L'hystérique pourra, après coup, attribuer à uelque puissance étrangère l'acte qui, au moment où il est effec-ué, reste inconscient. L'identité de propos des deux sujets ne loit pas masquer l'irréductibilité de leurs expériences.

Dans les cas graves l'obsessionnel se croit mort, pense être dans le corps d'un autre ; ou bien, il se voit marchant devant lui. Janet cite le cas d'un jeune homme qui apercevant un car de police se lamente car, dit-il les agents l'ont amené (48).

Ce sentiment de dépersonnalisation est la conséquence d'un dédoublement toujours impliqué dans l'acte par lequel on se juge. Le jugement en effet enveloppe l'opposition entre le sujet qui juge et l'objet jugé.

Lorsqu'il se trouve que la personne se prend elle-même comme objet de jugement, elle prend nécessairement quelque recul à l'égard d'elle-même, bref elle se dédouble. Si ce clivage est très accusé, le sujet peut s'étonner de découvrir son propre moi comme i découvrait les objets extérieurs. Il sent que ce moi que découvre son regard intérieur est différent du moi qu juge. Le sentiment d'étrangeté qu'il ressent traduit son étonnement à s'éprouver double dans la conscience de soi. Et c'est pourquoi Janet peut écrire : "J'a observé un sentiment de dédoublement plus ou moins accentué à peu près chez tous mes malades" (49) Dédoublement très différent des doubles consciences hystériques car le sujet s'éprouve plusieurs et s'en étonne, alors que dans l'hystérie les fragments de la personnalité éclatée ne sont pas appréhendés par une conscience lucide et inquiète, comme c'est ici le cas.

On peut rattacher à ce trait la timidité générale

48. Pierre Janet, *Les obsessions et la psychasthénie*, 1re partie chap. III, § 4, p. 306.

49. Janet, *ibid.*, 1re partie, chap. III, § 4, p. 312.

chez ces malades. Comme l'a montré Ginette Judet (50), le timide au lieu de coller à l'acte joue deux personnages à la fois. Il se regarde agir au moment même de l'acte. La conscience se fait "pronominale", et ses multiples inadaptations naissent de ce recul, paralysant chez un sujet occupé à se critiquer, alors que l'opportunité est à l'action.

Ainsi l'obsessionnel se caractérise par des traits opposés à ceux de l'hystérique ; là où l'un coïncide avec "l'instant" qui passe et oublie son passé, l'autre s'efforce d'embrasser l'ordre du temps dans sa totalité ; chez l'un le passé oublié va agir en marge de la personnalité consciente, chez l'autre, au contraire, le souci d'étreindre le passé constitue l'essence même du trouble. L'un accède mal, faute de recul au sentiment de l'unité personnelle, l'autre finit par douter de cette unité à cause d'un recul démesuré. Les structures hystériques et obsessionnelles constituent donc des exemples particulièrement nets car les traits en ont été accusés par la maladie de deux vécus temporels opposés. L'une réalise la synthèse spontanée du temps décrite par Bergson sous le nom de durée : le passé s'incorpore au présent et enrichit la personnalité sans que le sujet en prenne conscience ; dans l'autre la personne réfléchit ses états mentaux, les ordonne dans le temps mais ne parvient pas à les vivre simplement.

Ce vécu temporel est le premier effet de la distance que le sujet prend, ou ne prend pas, à l'égard de lui-même. Celui qui par un effort conscient objective ses

---

50. Judet, *La timidité, contribution à l'hygiène du sentimental*, PUF, Paris 1951.

états mentaux est en effet d'abord conduit à objectiver le temps qui en est la forme générale : sa vie lui apparaît alors comme une ligne sur laquelle il situe les événements ; il est vis-à-vis de ce panorama comme un spectateur étranger. La névrose obsessionnelle telle que la décrit Janet accuse jusqu'à la caricature la nécessaire connexion de cet effort pour appréhender la totalité du vécu et du recul que la personne prend à son égard. Mais comme toute bonne caricature, elle ne souligne les traits majeurs que pour mieux manifester l'essence du portrait. L'hystérie au contraire nous fournit l'exemple d'une conscience temporelle parcellaire parce que le sujet trop engagé dans ses états psychologiques ne prend pas assez de recul pour les penser et penser le temps où ils se succèdent.

Or nous savons que l'hystérie constitue par excellence le terrain où la suggestion peut se développer alors qu'elle ne parvient pas à naître dans une structure obsessionnelle. Il faut donc admettre qu'un certain vécu temporel lié à une plus ou moins grande distanciation à soi de la personne en conditionne l'émergence. Telle était notre conclusion quand nous avons cherché à définir les traits essentiels du vécu hypnotique. L'étude de ces deux névroses en constitue donc une confirmation.

On peut toutefois récuser la valeur explicative de ce paramètre. Notre connaissance de l'hystérie et de la névrose obsessionnelle s'est en effet enrichie depuis Janet grâce à l'apport de la psychanalyse. Actuellement ce sont les schémas freudiens que généralement on évoque pour expliquer les accidents névrotiques. Dans cette perspective, les références à la forme de la conscience dans son rapport au temps peuvent apparaître dépassées. S'il en était ainsi, notre tentative de chercher dans l'étude de l'hystérie une confirmation de notre hypothèse sur l'hypnose apparaîtrait vaine puisque l'essentiel de la névrose serait ailleurs. Pour conserver aux descriptions de Pierre Janet sa valeur de preuve, il nous faut donc montrer qu'elles dégagent des aspects fondamentaux de l'hystérie et de la névrose obsessionnelle dont la psychanalyse, malgré la richesse de ses apports, est incapable de rendre compte.

Freud considère que l'incapacité synthétique notée par Pierre Janet n'est pas une cause mais une conséquence (51). Si le malade est incapable d'appréhender consciemment la totalité de son existence, c'est que certains souvenirs incompatibles avec les exigences de la personne ont été refoulés. Dans cette perspective la névrose n'est pas expliquée par la forme de la conscience, la distance plus ou moins grande qu'elle prend à l'égard de son objet, mais par son contenu. Or ce contenu résulte de l'histoire de la personne. Ainsi par exemple, une malade de Breuer s'étant éprise de son beau-frère éprouve à la mort de sa sœur un sentiment de libération et d'espérance (52). Ces sentiments étant incompatibles avec ses convictions morales, elle les refoule, et perd ainsi conscience d'une partie d'elle-même. On peut valablement supposer qu'un contexte familial différent lui aurait épargné l'amour, le conflit, et le refoulement. Les accidents de l'existence seraient donc à l'origine

---

51. S. Freud, *Cinq leçons sur la psychanalyse*, trad. par Y. Lelay, Payot, Paris 1950, 2e leçon, pp. 21 ss.

52. S. Freud, *ibid.*, 2e leçon, p. 25.

de la névrose et non "une inaptitude innée à la synthèse", comme le soutient Janet.

Nous ne contesterons pas la validité des interprétations freudiennes étayées par de nombreuses analyses de cas. Il suffit à notre propos de montrer que l'explication psychanalytique de la névrose, même exacte, reste partielle et appelle par conséquent un complément. D'ailleurs, Freud lui-même semble nous inviter à le chercher. Après avoir opposé sa propre explication à la théorie de Janet, il ajoute : "Cette conception nouvelle soulève beaucoup de nouveaux problèmes. Ainsi le conflit psychique est certes très fréquent et le "moi" cherche à se défendre contre les souvenirs pénibles, sans provoquer pour autant une dissociation psychique. Force est donc d'admettre que d'autres conditions sont encore requises pour amener une dissociation (53)."

Ainsi sommes-nous autorisés à chercher les insuffisances de la thèse freudienne. Nous verrons que si elle complète la théorie de Janet, elle ne peut cependant prétendre l'effacer et s'y substituer.

Remarquons d'abord qu'il y a une sorte de disproportion entre le caractère général des manifestations hystériques et la ponctualité du refoulement qui porte toujours sur une représentation ou un groupe de représentations déterminées. Le psychanalyste, lorsqu'il réussit, parvient à démasquer telle ou telle tendance précise, incompatible avec tel ou tel système de représentations particulières. Mais les stigmates de l'hystérie, tels qu'ils ont été décrits par les cliniciens

53. Freud, *Cinq leçons sur la psychanalyse*, 2e leçon, p. 25.

antérieurs à Freud, sont des traits généraux : ainsi par exemple, la paradoxale association, distraction, absorption dans l'objet, que nous avons étudiée ne porte pas sur un groupe de représentations privilégiées, mais semble constituer une structure mentale indépendante de la matière sur laquelle elle s'exerce. Dira-t-on qu'un conflit localisé et précis peut déterminer une formation réactionnelle générale ? Mais cette hypothèse en effet vérifiée dans le cas de la névrose obsessionnelle est de l'aveu même des psychanalystes tout à fait à rejeter en ce qui concerne l'hystérique dont la réaction reste élective. Dans *Inhibition, symptôme et angoisse*, Freud écrit : "dans l'hystérie la formation réactionnelle se cramponne avec ténacité à un objet déterminé sans atteindre le niveau d'une disposition générale du moi" (54).

Et pourtant, la psychiatrie actuelle décrit une personnalité hystérique sans doute prédisposée aux accidents de conversion, mais que l'on définit par des traits généraux de caractère et qui peut ne pas présenter de symptômes morbides (55).

Il convient d'autre part de souligner que la dimension temporelle des deux névroses mise en évidence dans la description de Pierre Janet reste sous-jacente à l'interprétation qu'en donne la psychanalyse.

L'amnésie hystérique manifeste, bien évidemment, un vécu temporel parcellaire ; l'oubli par refoulement

---

54. Cité par Diaktine, *L'abord psychanalytique de l'hystérie, Confrontations psychiatriques*, "Spécia", septembre 1968, p. 95.

55. Voir Thérèse Lemperière, *La personnalité hystérique, Confrontations psychiatriques*, "Spécia" n° 1, septembre 1968.

de la représentation pathogène traduit le refus ou l'impuissance du sujet à embrasser dans une aperception unique les termes contradictoires du conflit. Mais c'est tout le contraire dans la névrose obsessionnelle. La représentation refoulée n'est pas absolument étrangère à la conscience, puisque sous le masque d'une autre, en apparence anodine, elle suscite continuellement la compulsion. Et cette dernière même, à l'inverse de l'amnésie, est bien un effort pour étreindre le passé. L'échec de cet effort, puisque l'obsédé selon Freud n'a pas accès à la véritable cause de sa compulsion, ne témoigne en rien contre son existence même. L'obsédé n'étreint pas le temps authentique ; il suffit à notre propos qu'il le tente et que cette tentative soit essentielle à son trouble.

"L'homme au rat" divisé entre l'amour et la haine pour son amie enlève puis remet la pierre sur le chemin où doit passer la voiture de celle-ci (56). Certes le sens de son comportement lui échappe mais il appréhende cependant dans une aperception globale les deux termes de son ambivalence, bien que masqués sous une rationalisation. Un autre malade décrit par Freud repasse compulsivement les billets de banque pour, dit-il, les remettre parfaitement propres (57). Il exprime par là son remords de "salir" des jeunes filles par des pratiques sexuelles aberrantes. Là encore le remords traduit bien une certaine conscience du

---

56. Freud, *Cinq psychanalyses*, L'homme au rat, p. 222.

57. R. Dalbiez, *La méthode psychanalytique et la doctrine freudienne*, Desclée de Brouwer, 2e édition, Paris 1949, livre I, chap. V, section 4, p. 339.

passé, le sentiment d'une incompatibilité entre des exigences contradictoires et par conséquent l'appréhension de chacune de ces exigences ; tout cela bien évidemment à travers tout un jeu symbolique. Dans l'hystérie au contraire le conflit reste inconscient. La conversion somatique épargne au sujet les affres de la compulsion.

Freud avait d'ailleurs remarqué que le comportement des obsédés se caractérisait régulièrement par des tendances à l'ordre, à l'économie, à l'entêtement. Bien évidemment, ces trois traits manifestent tous, sur des modes différents, le souci de dominer le temps. Cette préoccupation reste étrangère à l'hystérique qui adhère à l'instant qui passe et "oublie" le passé gênant.

Pour rendre compte de deux directions névrotiques aussi opposées, la psychanalyse devrait semble-t-il diversifier son principe d'explication. Est-ce bien le cas ? Il ne semble pas. Nous retrouvons dans l'explication qu'elle propose des deux névroses des traits identiques : incompatibilité de représentations, oubli par refoulement, refoulement à moitié réussi puisque la représentation refoulée détermine des troubles, ambivalence, régression à un stade infantile, etc. On voit mal comment des causes similaires peuvent engendrer des vécus temporels aussi opposés, pourquoi le conflit inconscient se traduit ici par une compulsion et là par une conversion somatique. Bref le problème du choix de la névrose ne peut trouver de solution à partir des schémas explicatifs généraux de la psychanalyse.

Freud a été tout à fait conscient de cette difficulté. Il a multiplié les tentatives pour la résoudre, modifiant ou corrigeant ses premières hypothèses au fur et à mesure de sa pratique. De cette longue et complexe recherche, nous ne retiendrons que le principe de la solution à laquelle semble s'être arrêté le père de la psychanalyse. C'est le niveau différent de régression qui expliquerait le choix de la névrose. La névrose obsessionnelle envelopperait une régression au stade sadique anal qui se situerait après le stade narcissique mais avant le stade génital.

C'est justement l'étude de la névrose obsessionnelle qui a amené Freud à faire l'hypothèse de ce stade. Il remarque en effet le rôle important de la haine et de l'érotisme anal dans la névrose obsessionnelle. Ces pulsions prendraient la place dans cette maladie des pulsions génitales qu'elles ont précédées dans l'évolution. C'est ainsi que Freud note que la vie instinctive d'une malade soignée pour névrose obsessionnelle avait commencé par des fantasmes de fustigation, disparus au cours d'une vie sexuelle normale. Mais les pulsions sadiques réapparaissent à l'occasion de sa névrose et d'une période de frustration sexuelle due à l'impuissance du mari. De même, sur un plan général le père de la psychanalyse explique par une régression au stade sadique anal le caractère grincheux qu'il dit déceler chez les femmes après la renonciation à leur vie sexuelle.

L'hystérie renverrait au stade génital. Cette dernière acquisition, note Freud, tombe par refoulement, mais il n'y a pas de régression au stade prégénital. Ainsi, comme l'écrit Fenichel : “c'est le concept de régression au niveau sadique anal de l'organisation libidinale qui explique les différences de la formation des symptômes de la névrose obsessionnelle avec ceux de l'hystérie" (58).

L'intérêt de cette explication est de préciser et d'enrichir nos connaissances sur l'hystérie et la névrose obsessionnelle. Mais le problème du choix de la névrose n'en est pas résolu pour autant. C'est une chose en effet de rattacher des névroses opposées à des stades précis de régression, mais c'est un tout autre problème de montrer que c'est le niveau de cette régression qui détermine telle ou telle forme de névrose. L'explication du choix de la névrose par le niveau de régression ne peut être recevable que s'il y a un lien manifeste entre la cause invoquée et la conséquence qu'on lui prête. Or, il n'y a, semble-t-il, aucun rapport entre les différences fondamentales qui opposent la névrose obsessionnelle et l'hystérie et le niveau de régression. On voit mal en effet comment le retour au stade sadique anal ou génital peut rendre compte de l'opposition des vécus temporels caractéristiques des deux névroses, du fait qu'il y ait dans un cas compulsion et dans l'autre conversion somatique. Considérons d'abord le vécu temporel propre aux deux névroses.

La psychanalyse fait appel, pour résoudre le problème, au concept de formation réactionnelle. Ainsi le sujet vivrait dans ses rapports au temps ou à l'argent les conflits du stade sadique anal. L'ordre par exemple serait une mesure de protection contre l'instinct lors de la période érotique anale. L'obsédé se sentirait pro-

58. Fenichel, *La théorie psychanalytique des névroses*, traduit par M. Schlumberger, C. Pidoux, M. Cohen, PUF, Paris 1953, 2 tomes, tome 1, p. 374.

tégé aussi longtemps qu'il se comporterait de façon ordonnée, en particulier envers le temps et l'argent (59). Lucile Dooley (60) explique de la même manière l'intérêt des obsédés pour les emplois du temps. Aussi longtemps qu'ils réussissent à régler leur vie sur des horaires, ils sont sûrs de ne pas commettre les péchés redoutés et aussi longtemps qu'ils savent à l'avance ce qu'ils feront, ils pensent surmonter la crainte provoquée par leurs tendances. Bref, l'orientation dans le temps serait "une mesure de réassurance typique". On explique de façon analogue l'intérêt de l'obsédé pour les règles, sa compulsion à classer, étiqueter : ce seraient des procédés découlant d'un plan préétabli pour exclure les impulsions répréhensibles.

Aussi longtemps qu'il suit ces règles, rien de mauvais, pense-t-il, ne peut lui arriver. Le phénomène dûment classé, étiqueté, devient rassurant : certain qu'il n'est ni une tentation, ni une punition, l'obsédé n'a plus aucune raison de le craindre (61). Mais l'obsédé resté conscient de l'existence de ses instincts ne peut jamais parvenir à la certitude apaisante que la règle englobe toutes les possibilités, que le classement est définitif. Ainsi l'effort pour dominer le temps exprimerait la défense du sujet contre des tendances qu'il n'accepte pas, bref un conflit.

Mais le problème n'est pas, pour autant, résolu. Pourquoi, en effet, l'obsessionnel éprouve-t-il le besoin de se rassurer en dominant le temps alors qu'il

59. Fenichel, *La théorie psychanalytique des névroses*, tome 1, p. 346.

60. Citée par Fenichel, *ibid.*, tome 1, p. 346.

61. Fenichel, *ibid.*, tome 1, p. 348.

pourrait tout aussi bien "oublier" les tendances qu'il réprouve comme on l'observe dans l'hystérie ?

D'ailleurs, dans cette névrose, c'est le symptôme morbide lui-même qui semble "oublié". Décrivant "la belle indifférence" des hystériques à l'égard des expressions de leur maladie, D. Widlocher écrit "... ils manifestent une inattention tout à fait remarquable vis-à-vis du symptôme. Ils semblent oublier l'existence du segment corporel paralysé ou anesthésié, la fonction qui se trouve abolie. Précisément Charcot a su dégager la signification de cette donnée séméiologique fondamentale. Le malade "oublie" la fonction altérée. Cet oubli n'est pas une carence perceptive vraie, mais une négation, un refus de porter son attention sur cette fonction (62)".

Dans les deux névroses, il y a conflit entre des exigences incompatibles, régression à des stades antérieurs du développement libidinal. Mais pourquoi le sujet ramené au stade sadique anal se défend-il par des formations réactionnelles, alors que la régression à un stade postérieur, dans l'hystérie, donne lieu à une amnésie ? Les psychanalystes constatent le fait, mais ils ne l'expliquent pas.

Freud, semble-t-il, a été parfaitement conscient de l'insuffisance de cette explication. Après avoir rendu compte de la paralysie du pouvoir de décision et du doute dans la névrose obsessionnelle par l'ambivalence (la haine sous jacente à l'amour serait refoulée dans l'inconscient), il reconnaît que l'ambivalence peut être decelée dans les autres névroses. Il ajoute :

---

62. "Le mécanisme de la conversion", D. Widlocher, *Revue du praticien*, 1er mars 1982, pp. 897 ss.

"... si tenté que l'on soit de ramener le problème du "choix de la névrose" à la vie instinctuelle, on a assez de raison d'échapper à cette tentation et il faut se dire qu'on trouve, dans toutes les névroses, les mêmes instincts refoulés à la base des symptômes" (63).

La régression à des stades différents de l'évolution libidinale ne rend donc pas compte de l'opposition des vécus temporels dans les deux névroses.

D'autre part, il n'y a aucun rapport entre l'explication freudienne du choix de la névrose et la conversion somatique. Pourtant, celle-ci, comme Freud l'observe lui-même, est essentielle à l'hystérie. Une authentique explication du choix de la névrose devrait donc déterminer les causes qui dans la seule hystérie conduisent à cette somatisation du trouble mental.

Evoquera-t-on une "complaisance somatique" qui favorise la conversion, c'est désigner le problème et non pas le résoudre ; Freud a d'ailleurs conscience du caractère insuffisant et purement verbal de cette hypothèse, il écrit :

"Je m'attends à me voir objecter qu'il y a un médiocre bénéfice à devoir, par la psychanalyse, chercher l'énigme de l'hystérie non plus dans "une instabilité particulière des molécules nerveuses" ou bien dans la possibilité d'états hypnoïdes, mais dans "la complaisance somatique" (64).

La suite du texte est significative. Le problème, expose Freud, est en partie reculé mais surtout exacte-

63. Freud, *Cinq psychanalyses*, L'homme aux rats, pp. 255 ss.

64. Freud, *ibid.*, Fragment d'une analyse d'hystérie, Dora, p. 28.

ment déterminé. Car c'est bien la complaisance somatique qui spécifie l'hystérie dans le champ des psychonévroses.

Et il poursuit :

"En réponse, je voudrais insister sur ce fait que l'énigme est, de cette manière, non seulement reculée en partie, mais aussi partiellement simplifiée. Il ne s'agit plus maintenant de toute l'énigme, mais de la partie de celle-ci où réside le caractère particulier de l'hystérie, le caractère qui la distingue des autres psychonévroses. Les processus psychiques sont dans toutes les psychonévroses, pendant un bon bout de chemin, les mêmes, c'est ensuite seulement qu'entre en ligne de compte la complaisance somatique qui procure au processus psychique inconscient une issue dans le corporel. Là où ce facteur ne joue pas, cet état n'est plus un symptôme hystérique mais quand même quelque chose d'apparenté, une phobie par exemple ou une obsession, bref, un symptôme psychique" (65).

Ce texte constitue un aveu fondamental. D'une part, c'est la complaisance somatique qui caractérise l'hystérie, d'autre part, cette complaisance somatique reste une énigme, l'énigme essentielle de sa spécificité. Il nous est dit clairement que le mécanisme général de la névrose n'explique pas le choix de la névrose puisque ce mécanisme est initialement le même dans une phobie ou une obsession que dans l'hystérie.

Les successeurs de Freud ne s'y sont pas trompés et se sont efforcés de résoudre cette énigme. Fenichel

---

65. Freud, *Cinq psychanalyses*, Fragment d'une analyse d'hystérie, Dora, pp. 28-29.

(66) évoque un moi archaïque qui contrôlerait plus de fonctions que le moi adulte. Les "hyperfonctions" hystériques représenteraient une régression aux conditions "archaïques" de l'extrême enfance. La conversion serait le "vestige de la capacité primitive animale à l'adaptation auto-plastique". Car, comme l'a noté Ferenczi, l'éducation ne serait pas seulement l'acquisition de nouvelles facultés, mais aussi l'oubli d'autres facultés qui, si elles étaient conservées, apparaîtraient comme supra-normales.

Mais alors, comment expliquer que la régression qui ramène le névrosé obsessionnel à des stades de son développement bien antérieurs à ceux de l'hystérie ne développe pas chez lui ces "pouvoirs archaïques" ? Ce n'est donc pas parce qu'elle est régression, mais parce qu'elle est hystérique, que la régression hystérique développe des pouvoirs paranormaux. Et se pose à nouveau le problème de la spécificité de l'hystérie, clef du mystère de la conversion somatique.

Ainsi la psychanalyse ne nous éclaire pas sur le choix de la névrose. Elle ne nous dit pas pourquoi un conflit de même nature se traduit ici par un effort compulsif pour s'assurer du temps, s'exprime ailleurs par des stigmates organiques. Quels que soient la richesse et l'intérêt de son apport, elle appelle un complément. Nous sommes donc, semble-t-il, autorisés à faire appel à un autre facteur.

Il s'agit de la distance que le sujet prend à l'égard de son vécu ; et puisque notre existence est temporelle,

---

66. Fenichel, *La théorie psychanalytique des névroses*, tome 1, chap. XII, pp. 281-82.

ce facteur enveloppe par là même une certaine manière d'être dans le temps. A la limite, avons-nous vu, l'hystérique vit le temps au lieu de le penser et bien des aspects du tableau clinique peuvent se déduire de ce trait fondamental. La conversion somatique est l'un d'entre eux.

Remarquons d'abord que, dans ce symptôme, l'affection corporelle symbolise une représentation du sujet : ainsi la toux incoercible de Dora a pour cause un fantasme sexuel de la jeune fille et l'imagination d'un acte en liaison avec ce fantasme. Par là, la conversion somatique diffère des simples affections psychosomatiques dans lesquelles le trouble corporel, bien que produit par un certain état psychique ne fait pas l'objet d'une représentation dans la conscience ou l'inconscient du malade ; c'est pourquoi elle peut évoquer chez un observateur non averti la simulation qui, elle aussi, obéit à une représentation préalable du trouble. Le propre du symptôme de conversion est, comme on l'a dit, "d'être un geste... une action temporaire ou... une attitude permanente qui pourrait être reproduite" (67). C'est pourquoi il affecte essentiellement la vie de relation : troubles de la motricité telles les contractures, les paralysies, les astasies, troubles de la sensibilité comme les hyperalgésies, les anesthésies, troubles sensoriels : cécité, surdité, etc. (68).

---

67. D. Widlocher, "Le mécanisme de la conversion", *Revue du Praticien*, 1er mars 1982.

68. Rappelons à propos des troubles de la sensibilité et de la sensorialité que la sensation consciente enveloppe toujours un acte du sujet.

Or la représentation d'un mouvement le produit toujours, au moins à l'état d'esquisse. L'*Automatisme psychologique* présente à cet égard de précieuses remarques. Etudiant la catalepsie, Janet remarque qu'il n'y a pas de mouvement sans une sensation de mouvement et point de sensation ni même d'image de mouvement sans mouvement. Il se réfère aux idées de Fouillé pour qui la pensée d'un acte n'est pas une simple représentation abstraite mais un mouvement déjà esquissé (69). Cette ébauche d'acte est chez l'homme normal aussitôt réprimée car elle se trouve en concurrence avec d'autres pensées développant des conséquences motrices antagonistes. Mais, dans la catalepsie, la pensée est isolée et se traduit ainsi librement en mouvement. C'est donc à la fois le caractère moteur des pensées et une sorte de monoïdéisme (70) qui expliquent la catalepsie. En imprimant à un membre une certaine attitude, on crée chez le patient par là même une image motrice qui maintient l'attitude puisque aucune autre image ne vient en contrarier l'effet. Bref la catalepsie manifeste d'une façon caricaturale, outre l'étroitesse du champ mental de l'hystérique, le pouvoir idéo-moteur de la pensée.

Ce pouvoir est confirmé par l'étude des paralysies hystériques. Janet remarque qu'elles sont toujours accompagnées d'une anesthésie du membre correspondant (71). Parfois cependant, le sujet peut remuer le bras bien qu'il ait perdu la sensibilité tactile, mais il

69. P. Janet, *L'automatisme psychologique*, chap. I, § 7, p. 81.

70. Janet, *L'automatisme psychologique, ibid.*, pp. 80-81.

71. P. Janet, *ibid.*, 2e partie, chap. II, § 10.

remplace alors les images tactiles par des images visuelles. Lorsque cesse toute possibilité d'image, le mouvement devient alors impossible. C'est parce que l'image et le mouvement sont les deux faces indissociables d'une même réalité que l'oubli de l'image entraîne la disparition du mouvement correspondant.

S'il en est ainsi, on comprend aisément que toute pensée qui ne rencontre pas dans l'esprit des pensées antagonistes se prolonge naturellement en mouvement. Les études sur l'autosuggestion en témoignent : dans l'expérience du pendule de Chevreul, il suffit d'imaginer que l'extrémité du pendule décrit telle ou telle figure pour que le mouvement se réalise. Ou bien encore, un sujet entraîné parvient à diminuer son rythme cardiaque en se concentrant sur l'image d'un battement plus lent (72). Comment comprendre ces effets moteurs de l'imagination si la pensée n'est pas elle-même motrice ?

Mais chez l'homme normal, le mouvement esquissé est aussitôt inhibé par des mouvements opposés car l'esprit embrasse un champ plus vaste de représentations, souvent contradictoires. Notre colère enveloppe l'acte de frapper, un sentiment tendre se prolonge naturellement par une caresse. Mais la prévision des conséquences possibles, éventuellement fâcheuses, pourra arrêter l'acte esquissé par le corps. Pour cela il faut penser le temps c'est-à-dire embrasser l'ordre logique des événements, la succession des causes et des effets. Nous savons que cette pensée du temps,

---

72. C. Baudoin, *"Suggestion et Autosuggestion"*, Delachaux et Niestlé, 6e édition, Neuchâtel-Paris, 1951, Livre II, 1re partie, chap. V, pp. 100 ss.

condition d'une vaste synthèse qui peut s'étendre à la vie entière, n'est pas naturelle. Elle est le fruit d'une activité réfléchie par laquelle le sujet se distancie de la durée vécue pour s'en donner une vue d'ensemble. On a vu que c'est parce que l'hystérique est moins capable que le normal de ce recul que le faisceau de sa conscience est plus étroit. Chez lui une pensée est en quelque sorte protégée du contexte réducteur par l'exiguïté du champ mental et développe librement ses virtualités motrices. Ainsi, Berthe arrache les boutons du corsage de la visiteuse dès que l'idée lui en vient à l'esprit sans songer à l'incongruité de son acte, à ses conséquences, au contexte qui le rend ridicule. Sans doute, il s'agit d'un geste et non d'une des anomalies corporelles caractéristiques de la conversion hystérique. Mais le même principe pourrait expliquer une paralysie, une toux incoercible, etc. s'il est vrai que le symptôme de conversion est analogue à un geste. L'image se développe en mouvement parce qu'elle est relativement isolée, mais elle n'est isolée que parce que le sujet fait corps avec elle. C'est donc l'absence de recul réflexif qui autorise la conversion somatique.

Cette coïncidence du sujet avec ses états mentaux conditionne la pensée du mouvement authentique qui seule se prolonge en mouvement réel. Nous avons vu qu'il convenait de distinguer le "se faisant" du mouvement, c'est-à-dire le passage, de la trajectoire trace rigidifiée et immobile du mouvement. Un être réfléchi considère son corps de l'extérieur, comme un objet. Dans cette perspective, le geste qu'il effectue ou imagine est projeté dans l'espace sous forme de trajectoire. Il croit prendre conscience de son mouvement alors qu'il ne réfléchit que sur sa caricature morte.

Bien évidemment, cette pensée de la trajectoire est sans relation avec le mouvement réel et ne saurait le produire. C'est pourquoi chez la plupart, la pensée de ce qu'ils croient être le mouvement et qui n'est en fait que sa trace dans l'espace ne le produit en aucune façon. Au contraire elle inhibe et désorganise l'acte en troublant la coïncidence de l'agent avec le rythme temporel du mouvement qui en est la substance même. Ainsi le timide, trop occupé à se voir faire au lieu de faire, devient gauche et maladroit. Lorsque nous refusons d'admettre qu'une pensée puisse produire le mouvement, c'est la trajectoire que nous imaginons. Celle-ci est une partie d'espace et, marqués par des siècles de cartésianisme, nous répugnons à identifier sensation et mouvement, substance pensante et substance étendue.

Mais, avons-nous vu, si la trajectoire est bien dans l'espace, le "se faisant" du mouvement n'a de réalité que pour une mémoire qui en réalise la synthèse. Or, la pensée du "se faisant" du mouvement, de son essence mobile, interdit toute extériorité. Nous savons qu'il y a là une expérience, une coïncidence avec le temps vécu qu'on ne saurait objectiver sans la caricaturer.

Seul un sujet unifié pense le vrai temps et le vrai mouvement parce qu'il passe et s'éprouve passant lors du passage même. Celui-ci ne saurait être saisi de l'extérieur. C'est donc seulement un être naturel qui accède à la pensée du mouvement réel, celui qui bouge. Or seule cette pensée du mouvement authentique l'implique et le produit. On comprend par là qu'un être adhérant à la durée et en quelque sorte "coulant" avec elle soit plus proche du mouvement que celui qui s'en distancie pour s'en forger une représentation objective. Et c'est pourquoi chez lui les pensées se prolongent naturellement en actions, et puisque c'est par le corps que nous agissons, ont un prolongement somatique. Ainsi l'hystérique ne dispose pas d'un pouvoir privilégié inaccessible au normal ; il développe une virtualité que chacun porte en soi. Son aptitude à incarner les pensées n'est que la contrepartie de son impuissance réflexive, ou, si l'on préfère, de sa "naturalité".

On voit donc que le principe explicatif par lequel nous avons cherché à rendre compte des effets de la suggestion et de l'hypnose éclaire bien l'hystérie dans ce qu'elle a de spécifique dans le champ des névroses. Cela ne doit pas nous surprendre puisque l'hystérie constitue un terrain particulièrement propice à la suggestion. Si l'on s'en tient à l'aspect de la névrose que nous avons souligné, on peut dire que l'hystérie réalise un état naturel de suggestion ou que la suggestion produit une structure hystérique artificielle et momentanée. Certes, il y a dans l'hystérie bien d'autres choses encore et la psychanalyse, en révélant le rôle des désirs et conflits inconscients, a considérablement enrichi notre connaissance de la "grande névrose". Mais ces apports, quel que soit leur intérêt, sont comme on l'a vu insuffisants pour expliquer le choix de la névrose et la conversion somatique. C'est donc à juste titre qu'on peut faire appel à un paramètre différent et indépendant : un vécu temporel non objectivé qui procède d'une absence de distanciation du sujet à l'égard de ses états mentaux.

*
* *

L'hypnose n'est donc pas un phénomène isolé relevant d'une explication autonome. Elle est au contraire indissociable des lois générales du psychisme. Elle n'a pu apparaître comme un mystère que dans la mesure où l'on n'a pas rattaché cette conséquence aux prémisses qui la fondent et l'éclairent. Une théorie de l'hypnose dépasse donc la simple explication d'un fait rare et quelque peu marginal ; elle enveloppe une interrogation plus ample sur la nature de la conscience et les conditions de son émergence. L'hypnose est un retour à la simplicité native dont l'effort nous avait éloignés.

Dans cette perspective, l'être réaliserait à l'occasion de la suggestion une plongée dans la vie instinctive. De ce retour aux origines naturelles, on a surtout décrit les aspects négatifs : l'abolition de la synthèse réfléchie du temps interdit le jugement, la pesée des moyens et des fins qui caractérise le comportement conscient et volontaire. L'homme redevient en quelque sorte un être instantané et irréfléchi. Mais il peut arriver que la finalité naturelle assure le relais d'une volonté qui renonce à prendre en charge le déroulement des choses. Nous l'avons vérifié chez les somnambules étudiés par Janet, dont le comportement témoigne d'une activité intelligente mais étrangère à la délibération et cependant capable de réaliser des tâches parfois fort compliquées. Il en est de même dans la suggestion. Baudoin souligne le caractère inventif de l'idée suggérée qui appelle et coordonne des moyens nombreux et complexes pour produire une fin, mais, à l'inverse de la volonté, de façon inconsciente (73). Il dégage de ses observations la "loi de la finalité subconsciente" : "l'idée qui fait l'objet de la suggestion agit comme un but ou une fin. L'activité subconsciente qui est en jeu dans la suggestion consiste dans une invention et adaptation de moyens propres à réaliser cette fin" (74). C'est en vertu de cette loi que dans l'autosuggestion il suffit de se concentrer sur une formule évoquant l'amélioration générale en laissant à l'inconscient la charge de la spécifier en bénéfices psychophysiologiques plus précis.

Cette idée d'un abandon à la finalité naturelle se retrouve chez Erickson. Pour lui, l'idée d'un hypnotiseur tout-puissant imposant de l'extérieur des réponses à son patient est un mythe ridicule. Au contraire, tout ce qui peut apparaître dans l'hypnose existe déjà à l'état potentiel chez le sujet. Les phénomènes spécifiques de l'hypnose peuvent toujours se produire spontanément ; ils sont donc en quelque sorte naturels. C'est le cas pour les réponses thérapeutiques : elles ne sont pas des créations artificielles de l'hypnotiseur car le sujet a déjà en lui sans le savoir les possibilités de résoudre ses difficultés. L'hypnose

---

73. Baudoin, *Suggestion et Autosuggestion*, livre I, 1re partie, chap. VII, "La finalité dans les suggestions".

74. Baudoin, *Suggestion et Autosuggestion*, chap. VII, 2e partie, "Lois de la suggestion".

consiste seulement à réveiller et à cultiver ces puissances inconscientes (75).

Ainsi le but commun des procédés de suggestion serait de retrouver la vie dont la pensée nous a progressivement détachés. L'homme qui réfléchit (et toute conscience implique réflexion) devient peu à peu étranger à la nature qu'il porte en lui. Pourtant, sa conscience qui la juge ne saurait complètement s'en séparer. Il est à la fois conscience et nature. C'est "l'animal malade" dont parlait Hegel. La suggestion endort la conscience pour retrouver la nature. Ainsi comprise, elle n'est pas un pouvoir artificiel acquis à la faveur de quelque gymnastique mentale, mais un retour aux sources.

---

75. Milton H. Erickson, *De l'hypnose clinique à la psychologie stratégique*. J.A. Malarewicz et J. Godin, E.S.F., Paris 1986, chap. II, p. 30.

TABLE DES MATIERES

www.ingramcontent.com/pod-product-compliance
Lightning Source LLC
LaVergne TN
LVHW010939051026
849532LV00003B/1057
* 9 7 8 2 7 3 8 4 1 8 2 9 6 *